W0185444

Dr. Michaela Döll

Arthrose

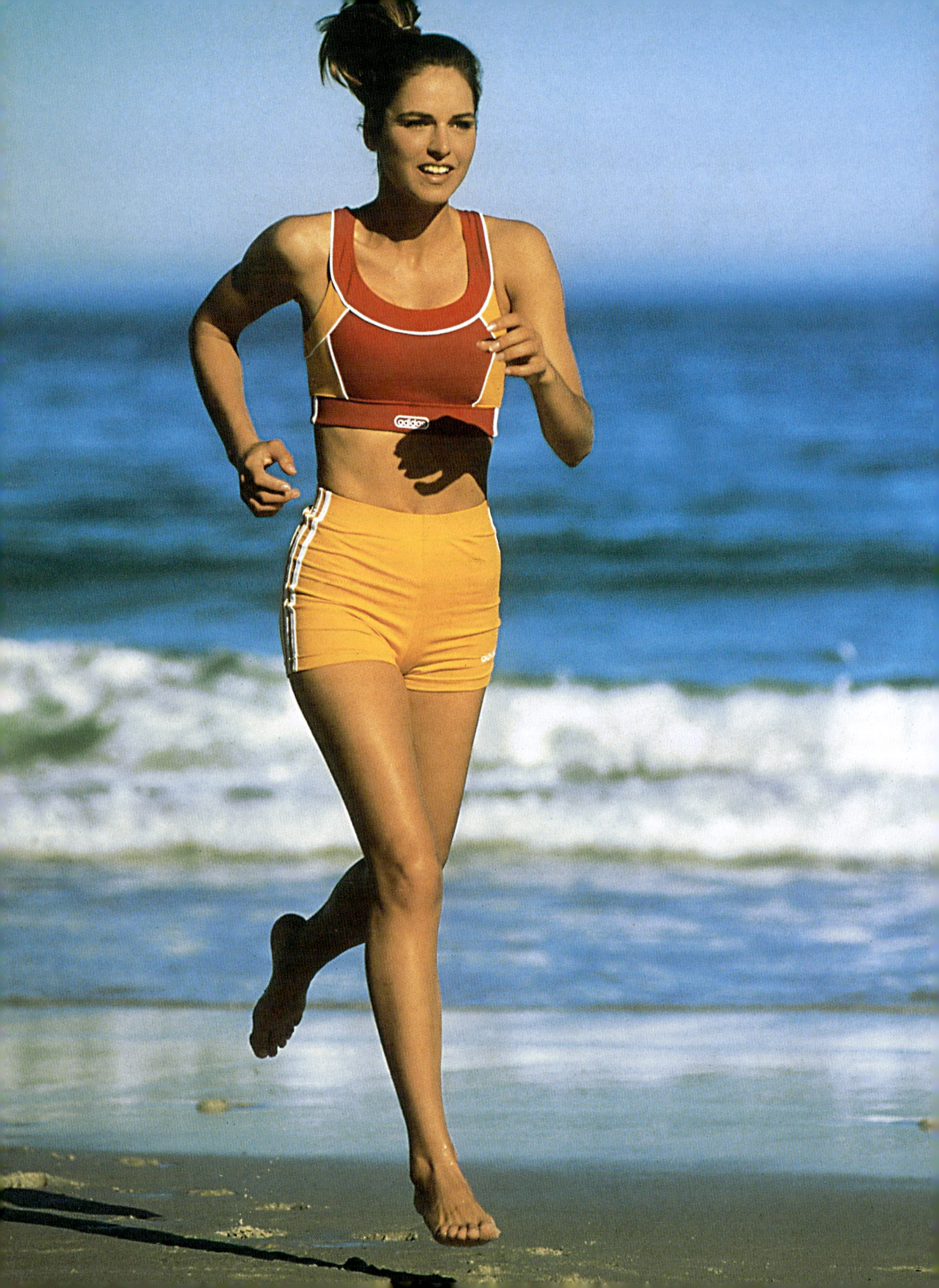

Dr. Michaela Döll

Arthrose

Endlich schmerzfrei durch Bio-Stoffe

Power für die Gelenke, ganz natürlich

Herbig

INHALT

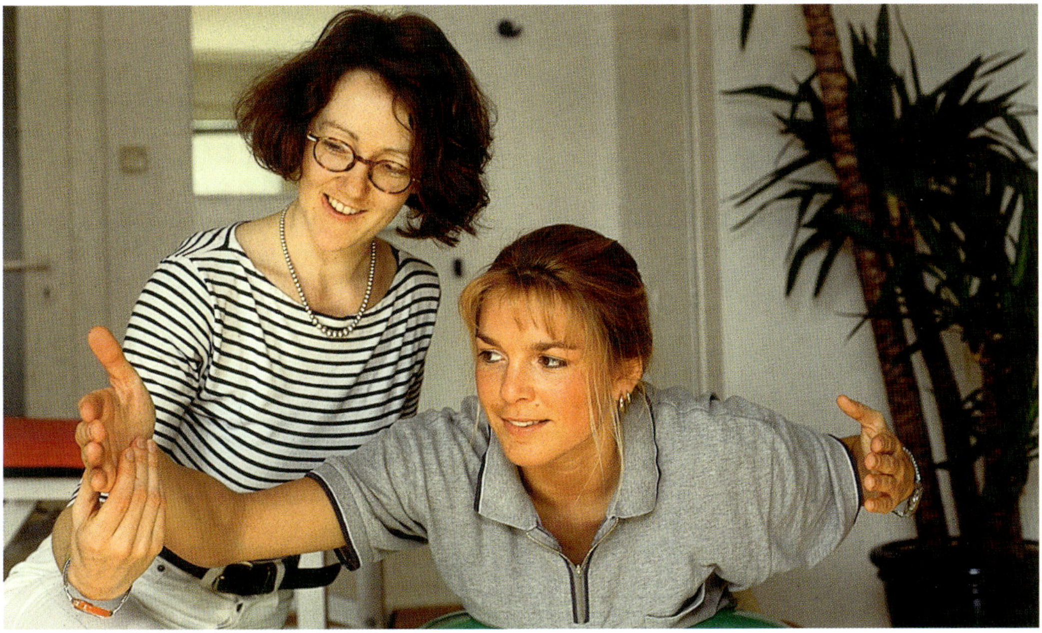

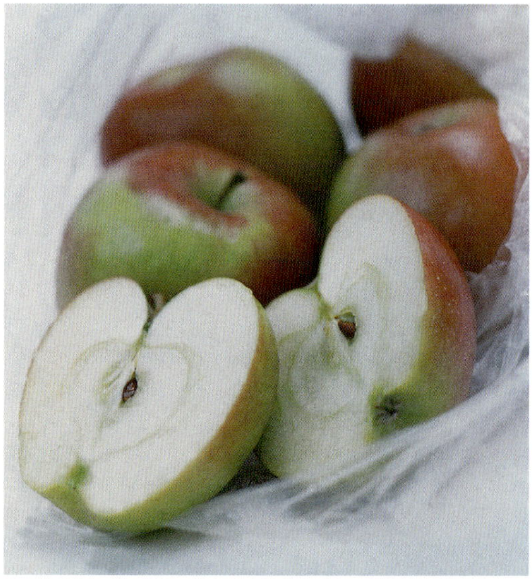

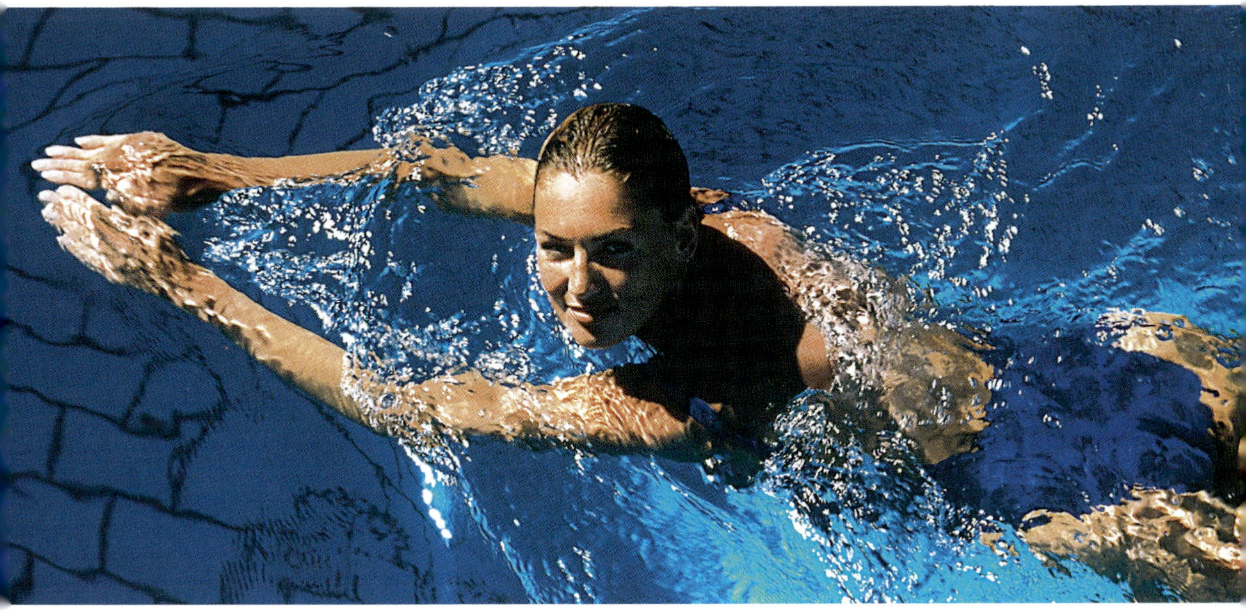

Vorwort

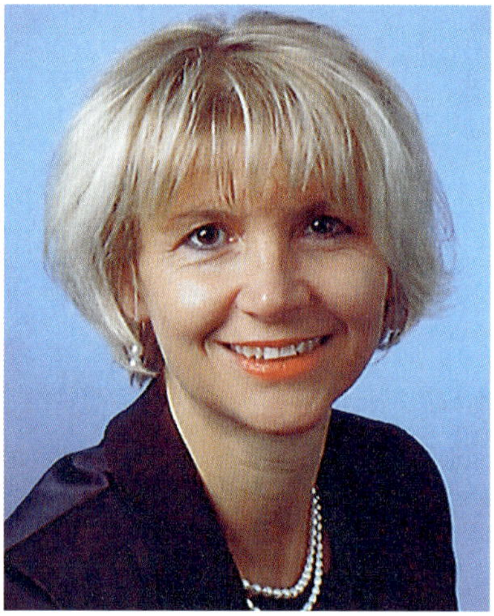

Jeder von uns wünscht sich, auch im Alter fit und beweglich zu bleiben, um endlich Zeit für die lange vernachlässigten Aktivitäten zu haben: Sport treiben, spazieren gehen, den Garten bestellen oder mit den Enkelkindern spielen. Aber wie sieht die Wirklichkeit oft aus? Denn die bloße Zunahme der allgemeinen Lebenserwartung sagt noch lange nichts über die Lebensqualität der verbrachten Jahre aus.

In Deutschland leiden schätzungsweise mehr als 10 Millionen Menschen an Gelenkverschleiß. Das bedeutet nicht, dass all diese Personen unter den unangenehmen Begleiterscheinungen wie entzündeten und/oder geschwollenen Gelenken und den häufig damit verbundenen Schmerzen leiden. Auch heißt das nicht, dass Gelenkverschleiß nur ältere Menschen betrifft. Tatsache ist, dass ab einem Lebensalter von über 35 Jahren jeder Zweite Abnutzungserscheinungen der Gelenke zeigt, ob er es bemerkt oder nicht. Sogar bei vielen noch jüngeren Menschen geht es, aufgrund von Übergewicht oder Bewegungsmangel, den Gelenken an den Kragen. Häufig wird der Gelenkverschleiß erst wahrgenommen, wenn schmerzhafte Entzündungen der Gelenke auftreten, die den Betroffenen in seiner Beweglichkeit einschränken. Schmerzmittel bzw. entzündungshemmende Medikamente mit einem gefährlichen Nebenwirkungspotenzial werden in diesen Fällen sehr häufig eingesetzt. Lassen Sie es nicht so weit kommen, tun Sie rechtzeitig etwas gegen die drohende Bewegungseinschränkung durch Knorpelabnutzung!

In diesem Buch erfahren Sie, wie Sie Ihre Gelenke durch die richtige Lebensweise bis ins hohe Alter beweglich halten. Sie werden über gelenkschützende Biostoffe und sanfte Alternativen zu den handelsüblichen – teilweise sehr problematischen – Schmerzmitteln aufgeklärt und darüber informiert, wie Sie an diese Naturstoffe kommen. Werden Sie spätestens jetzt aktiv! Denn schließlich gehören Sie doch noch lange nicht zum alten Eisen, oder?

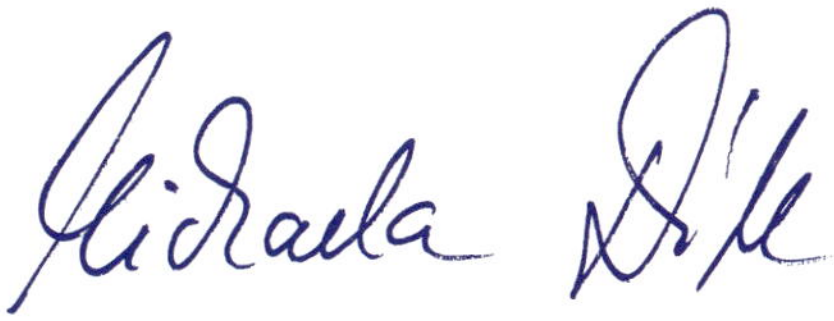

Dr. Michaela Döll

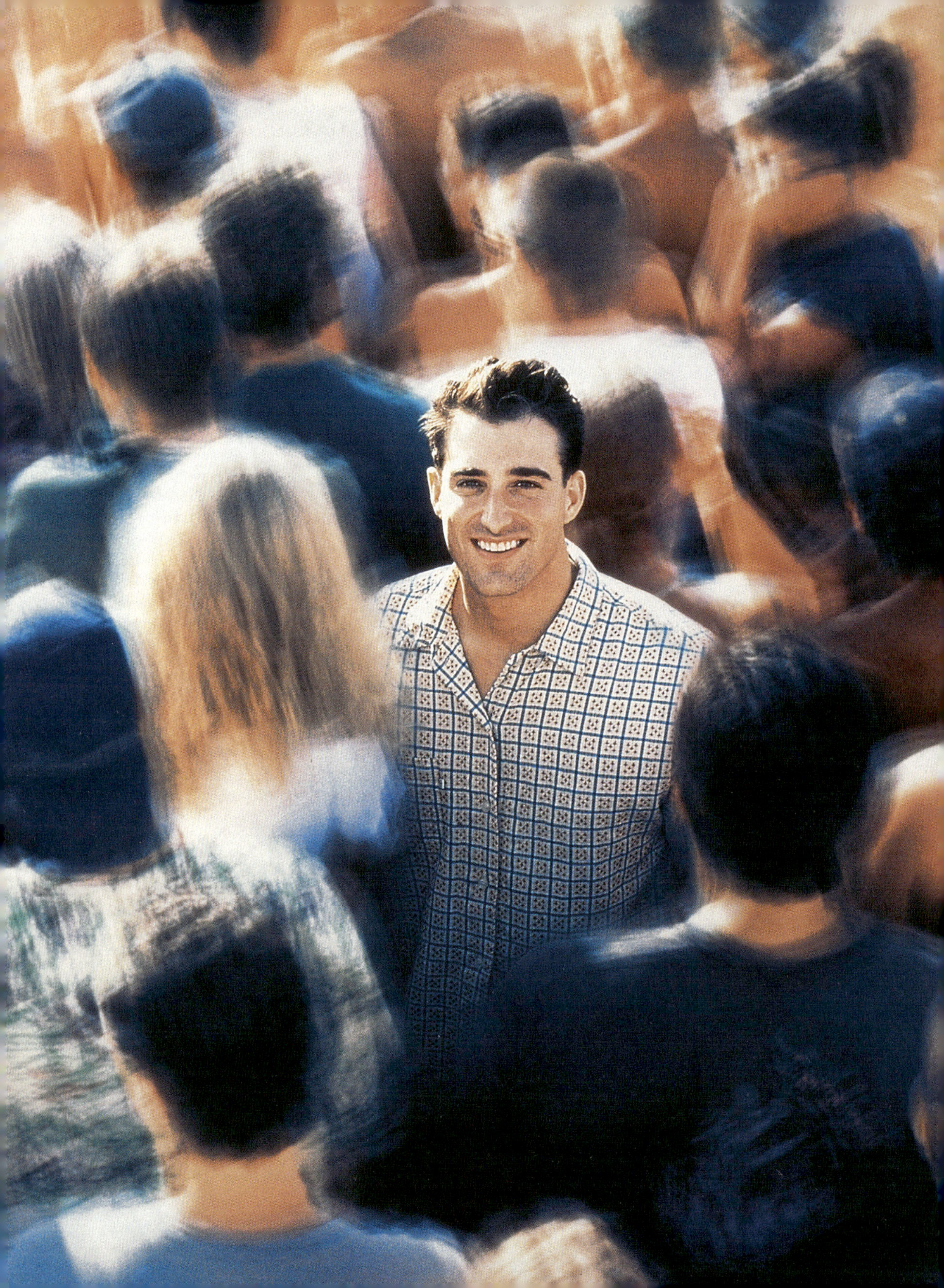

Gelenkverschleiß

betrifft uns alle

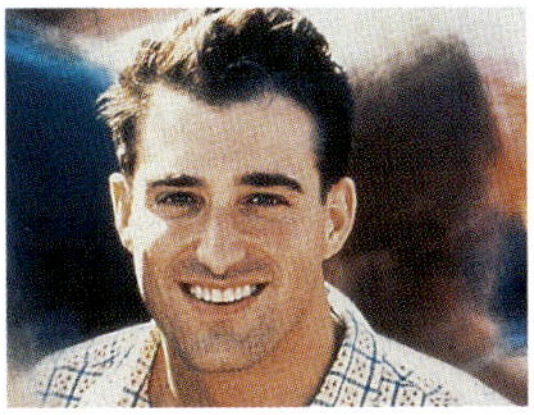

Der Preis des Älterwerdens

Bereits mit dem ersten Tag unseres Lebens und unserer Entwicklung wird ein biologischer Prozess in Gang gesetzt: das Altern! Während die Menschen im Mittelalter durchschnittlich nur 35 Jahre alt wurden, liegt die Lebenserwartung heutzutage bei etwa 75 Jahren. Dazu haben eine Verbesserung der Lebensbedingungen, der zu verzeichnende Rückgang der Säuglingssterblichkeit und der in den vergangenen Jahrzehnten geleistete medizinische Fortschritt beigetragen. Berechnungen gehen davon aus, dass in naher Zukunft mehr als ein Drittel der

Geistige und körperliche Flexibilität sind der Schlüssel zum glücklichen Älterwerden.

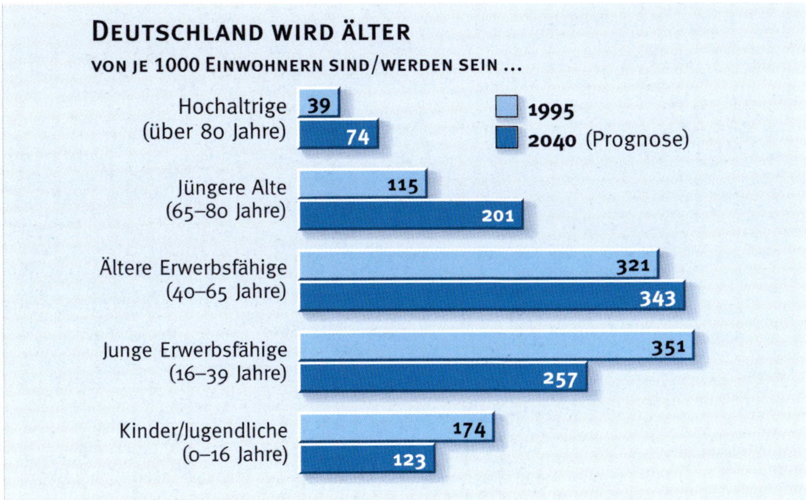

Bevölkerung älter als 65 Jahre sein wird. Aber ist unser Körper mit all seinen täglich zu erbringenden Leistungen überhaupt für ein langes Leben ausgelegt?

Die aktuell vorliegenden Fakten zeigen, dass es offensichtlich nur wenigen Menschen vergönnt ist, ein hohes Lebensalter bei bester Gesundheit zu erreichen. Mit zunehmendem Alter lassen im Allgemeinen die Körperfunktionen und auch das Abwehrsystem nach – Krankheiten stellen sich häufiger ein. Bevölkerungserhebungen haben gezeigt, dass bei Menschen jenseits des 65. Lebensjahrs ein steiler Anstieg der Pro-Kopf-Ausgaben für Medikamente und Krankenhausaufenthalte zu verzeichnen ist. Es sollte daher für jeden erstrebenswert sein, einen Lebensstil zu pflegen, der zur bestmöglichen Erhaltung der Gesundheit beiträgt.

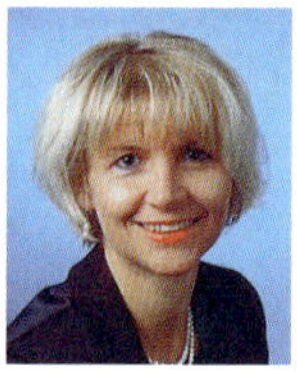

Was ich Ihnen rate

Für den Wunsch, älter zu werden, ist die Lebensqualität von ausschlaggebender Bedeutung – und diese hängt entscheidend von der Gesundheit ab. Deshalb empfehle ich Ihnen:

- Ernähren Sie sich bewusst
- Bewegen Sie sich regelmäßig
- Meiden Sie Genussgifte (wie z.B. Nikotin)

Nichts bleibt wie es ist – das gilt auch für die Gelenke

Auch unser Bewegungsapparat ist von Alterungserscheinungen und damit einhergehenden Funktionsmängeln betroffen. Häufig treten bei älteren Menschen Gelenkerkrankungen auf, wobei die Arthrose (Gelenkverschleiß) an der Spitze steht. In Deutschland leben schätzungsweise 10 bis 20 Millionen Menschen, die an Arthrose leiden; die krankheitsbedingten Kosten belaufen sich auf jährlich etwa 20 Milliarden DM (siehe Tabelle 1). Da die Betroffenen oft – zumindest zeitweise – arbeitsunfähig sind, ist ein enormer Arbeitsausfall zu beklagen: insgesamt 37 Millionen Krankheitstage pro Jahr fallen dadurch an!

Tabelle 1: Fakten zur Arthrose
Nummer 1 bei den Erkrankungen des rheumatischen Formenkreises
in Deutschland mindestens 10 Millionen Betroffene
Vorkommen bei Männern und Frauen gleichermaßen
gehäuftes Auftreten mit zunehmendem Lebensalter
Knie- und Hüftgelenk am häufigsten betroffen
jährlicher Einsatz von etwa 100 000 künstlichen Hüftgelenken und etwa 40 000 künstlichen Kniegelenken
verursachte Kosten von etwa 20 Milliarden DM pro Jahr
Ausfall von jährlich 37 Millionen Arbeitstagen

Infolge der gestiegenen Lebenserwartung erkranken, mit zunehmendem Alter, immer mehr Menschen. Ab dem 60. Lebensjahr ist fast jeder vom Gelenkverschleiß betroffen. Man schätzt, dass bereits jeder zweite (!) 35-Jährige erste Abnutzungserscheinungen aufweist. Und noch ein paar Zahlen, die zeigen, wie ernst diese Abnutzungserscheinungen zu nehmen sind: Pro Jahr werden über 100 000 künstliche Hüftgelenke eingesetzt, am Knie sind es etwa 40 000 Gelenke, die gegen Kunstgelenke ausgetauscht werden. So weit muss es nicht kommen: Neben einer gelenkpflegenden Lebensweise, über die Sie im Verlauf des Buches mehr erfahren werden, und physiotherapeutischen Maßnahmen sind vor allem wirksame therapeutische Ansätze mit geringen Nebenwirkungen gefragt.

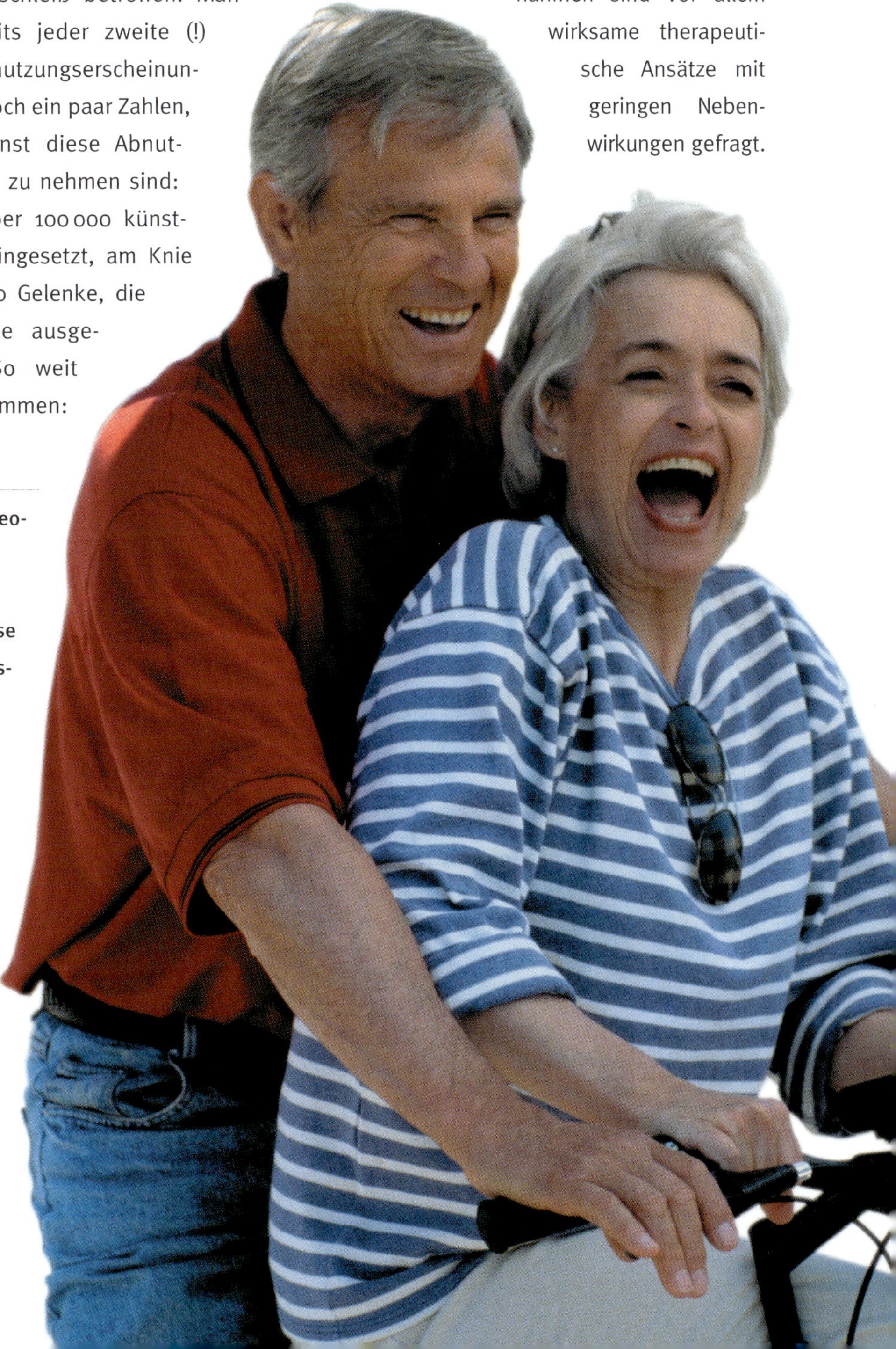

Zusammen mit der Osteoporose (Knochenschwund) und Rückenleiden zählt die Arthrose weltweit zu den häufigsten Erkrankungen. In der Therapie dieser Krankheit gibt es mittlerweile eine Vielzahl neuer, viel versprechender Behandlungsmöglichkeiten – erst am Ende steht der künstliche Gelenkersatz. Lassen Sie es nicht so weit kommen!

Ist man der Arthrose hoffnungslos ausgeliefert?

Der Begriff Arthrose setzt sich aus dem griechischen *arthron*, Gelenk, und der Endung *ose*, Abnutzungserscheinungen, zusammen. Damit ist bereits ein Hinweis auf den eigentlichen Krankheitsvorgang – nämlich den Verschleiß des Gelenkknorpels – gegeben. Da dieser Prozess im Spätstadium zu einer Verformung des betroffenen Gelenks und zu einer Versteifung führen kann, spricht man im medizinischen Sprachgebrauch auch von Arthrosis deformans. Des Wei-

Arthrose ist heilbar! Die Erkrankung trifft uns alle – früher oder später. Allerdings ist Arthrose kein unausweichliches Schicksal. Auch zur Vorbeugung können Sie einiges tun.

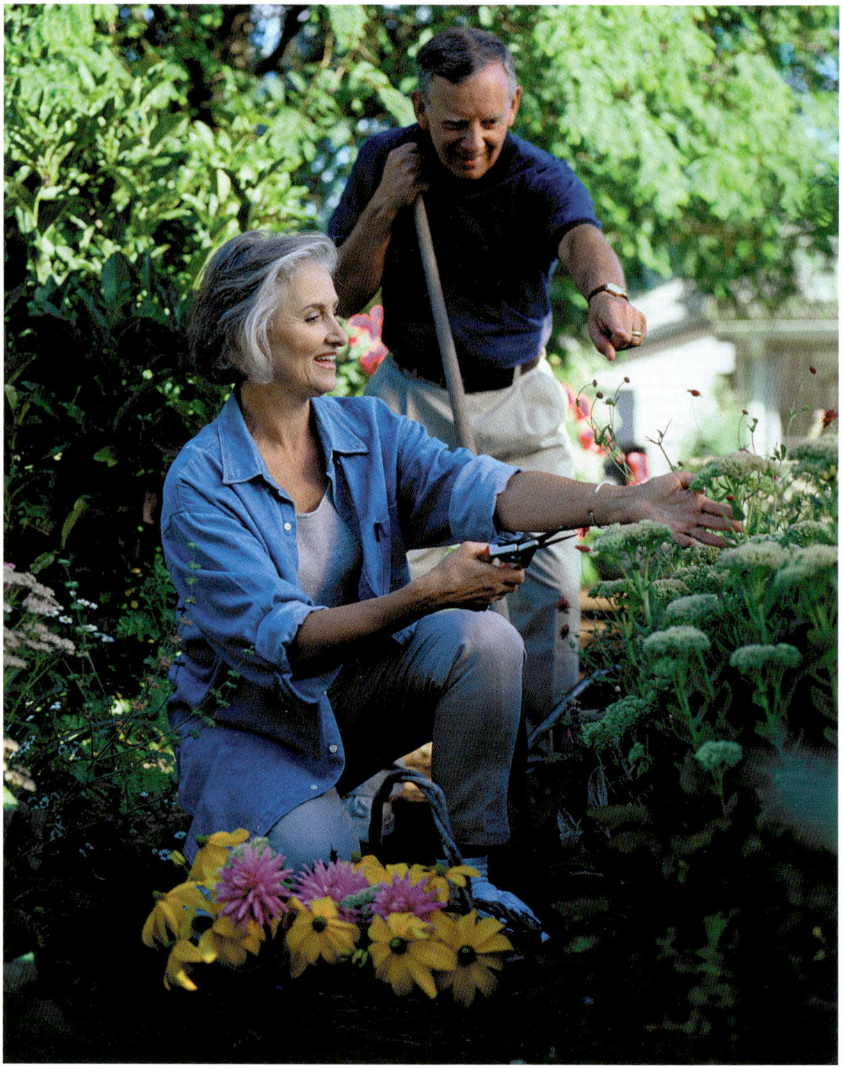

Die Behandlung von Arthrose können Sie selbst aktiv unterstützen! Dann sind auch Gartenarbeiten wieder möglich.

teren ist der Begriff Osteoarthritis gebräuchlich, nicht zu verwechseln mit der Arthritis, die ein anderes Krankheitsbild darstellt (vgl. Seite 47 ff.). Am häufigsten sind Knie- und Hüftgelenke betroffen, seltener Schulter-, Ellenbogen- und andere Gelenke (Tabelle 2).

Die Anfangsstadien der Arthrose verlaufen häufig schmerzfrei und nahezu unbemerkt. Eine geringfügige Morgensteifigkeit im Knie, eine gewisse Steifheit nach längerem Sitzen oder knackende Gelenkgeräusche können erste Hinweise auf Abnutzungserscheinungen sein. Ebenso typisch sind Gelenkbeschwerden beim Joggen mit schmerzhaften Zuständen, die sich im Ruhezustand wieder legen. Vielleicht haben Sie auch nur festgestellt, dass Sie nicht mehr so mühelos wie früher (z. B. bei Haus- oder Gartenarbeit) in die Hocke gehen können? Solche Beobachtungen können erste, aber ernst zu nehmende Anzeichen von Gelenkverschleiß sein, die von einem guten Facharzt abgeklärt werden und entsprechende Maßnahmen zur Folge haben sollten, denn das weit fortgeschrittene Krankheitsstadium ist schlechter behandelbar als der frühe bis mittlere Zeitpunkt der Erkrankung.

Mit Sicherheit falsch ist die früher vorherrschende Meinung, Arthrose sei ein hoffnungsloser Fall, bei dem man „nichts tun könne“. Mittlerweile gibt es viel versprechende diagnostische Möglichkeiten, therapeutische Ansätze und einen entsprechenden physiotherapeutischen Maßnahmenkatalog, die wesentlich zum Behandlungserfolg beitragen können. Die folgenden Kapitel sollen Sie diesbezüglich informieren, denn Aufklärung gibt Selbstvertrauen und nimmt Ängste.

Was ich Ihnen rate

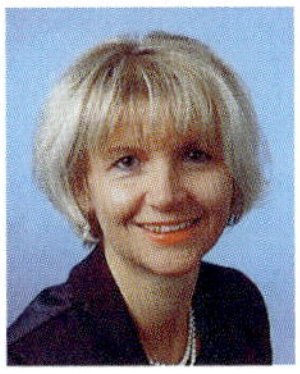

Treiben Sie Sport:

- Rechnen Sie Aufwärmphasen und Abkühlzeiten mit ein.
- Überfordern Sie sich nicht – die Verletzungsgefahr steigt dann und diese gilt es zu vermeiden.
- Sollten Sie sich trotz aller Vorsicht eine Verletzung zugezogen haben, so halten Sie eine angemessene Ausheilzeit ein, bevor Sie erneut mit sportlichen Aktivitäten beginnen.

TABELLE 2: HÄUFIGKEIT VON ARTHROSE IN DEN GELENKEN

Knie	92 %
Hüfte	36 %
Wirbelsäule	29 %
Schulter	13 %
sonstige kleine	5–6 %

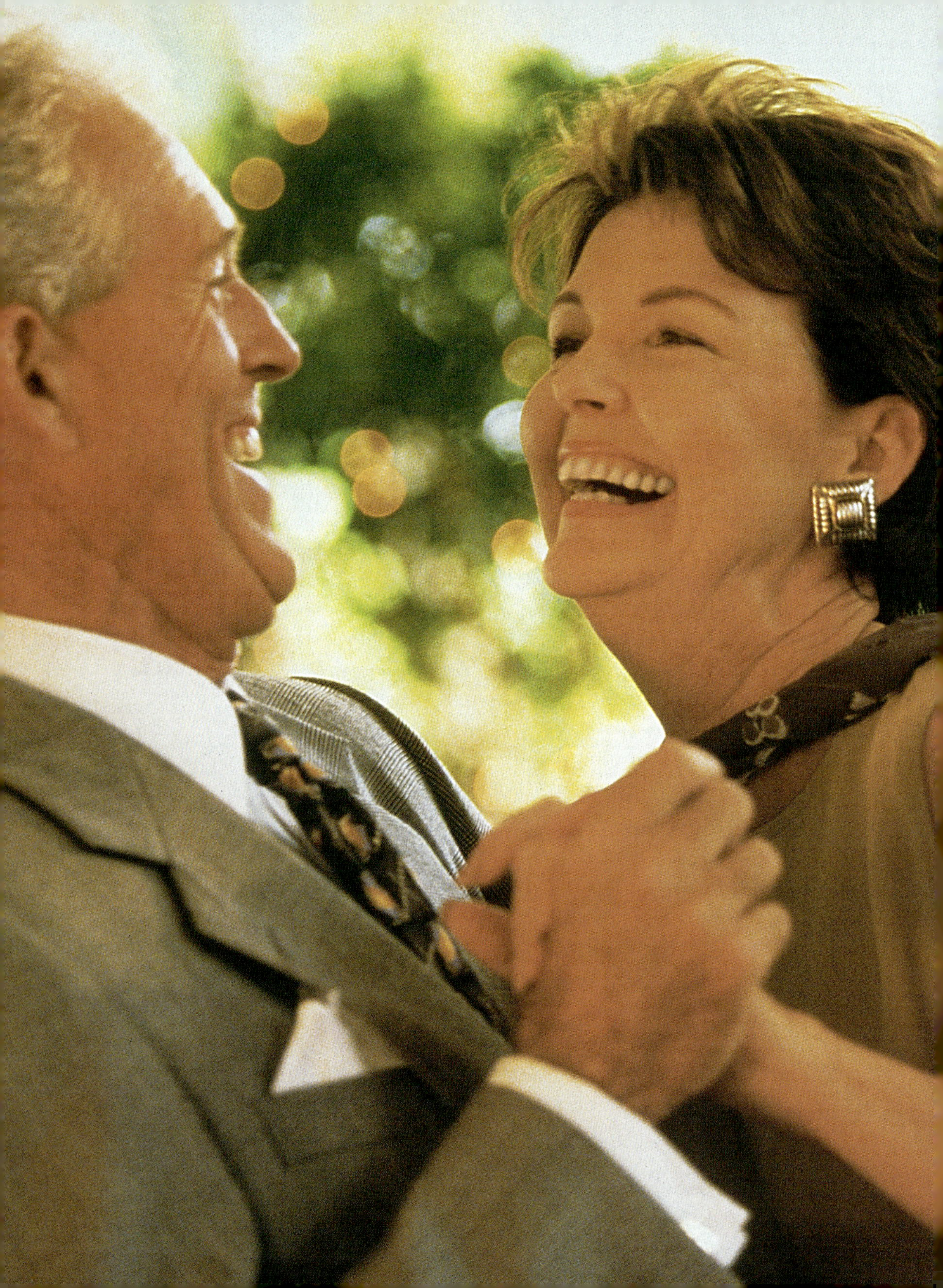

Die Gelenke –
Wunderwerke der Natur

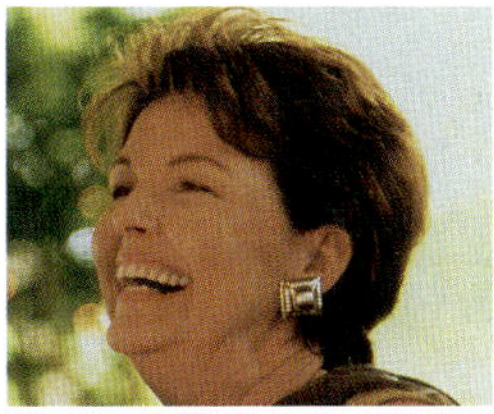

Keine Bewegung ohne Gelenke!

Bevor wir uns nun mit dem krankhaften Vorgang der Arthrose näher beschäftigen, sollten wir uns zunächst klar machen, wie ein gesundes Gelenk eigentlich funktioniert, um so auch den Abnutzungsprozess besser verstehen zu können.

Hätten Sie gedacht, dass unsere Gelenke im gewöhnlichen Alltag zentnerschweren Kräften ausgesetzt sind? So können beispielsweise auf den Gelenkknorpel des Kniegelenks beim Aufstehen von einem Stuhl Kräfte von etwa zehn Zentnern (!) einwirken. Das gesunde Hüftgelenk „erträgt" problemlos 400 Kilo pro Quadratzentimeter. Und beim Tragen eines Koffers entstehen in den kleinen Fingergelenken Druckbelastungen, die hundertfach höher sind als der Druck in einem Autoreifen. Solche Höchstleistungen werden vom gesunden, jungen Gelenk gut toleriert, und solange wir keine Beschwerden verspüren, machen wir uns über unseren Bewegungsapparat wenig Gedanken.

Weit mehr als hundert Gelenke ermöglichen und koordinieren die verschiedensten Bewegungsabläufe. Ein ganz wesentliches Grundprinzip ist Voraussetzung für die Funktionstüchtigkeit der Gelenke: die Belastungen dürfen nicht punktförmig auf das Gelenk einwirken, sondern müssen auf große Oberflächen treffen, damit sie gleichmäßig verteilt werden können und auch die Beanspruchung gleichermaßen erfolgt. Deshalb sind

Mehr als hundert Gelenke vollbringen täglich Schwerstarbeit. Doch wir kümmern uns erst darum, wenn sie Beschwerden verursachen!

- **unsere Gelenke stets breiter als die Knochen, die ober- und unterhalb davon liegen, und**
- **Form und Stellung der Gelenkteile genau aufeinander abgestimmt.**

Wandern, Tanzen, Sitzen, Greifen – Gesunde Gelenke sind die Voraussetzung

Unsere Gelenke ermöglichen all die vielen tausend Bewegungen am Tag, fungieren als Stoßdämpfer bei plötzlichen und harten Stößen und geben dem Körper Halt.

Alle menschlichen Knochen sind durch Gelenke miteinander verbunden, deren Zusammenspiel zielgerichtete Bewegungen erst ermöglicht.

Man unterscheidet hier zwischen schwach und stark beweglichen Gelenken. Schwach bewegliche Gelenke (Halbgelenke), wie sie beispielsweise in der Verbindung zwischen dem unteren Teil des Rückgrats und des Beckens vorkommen, ermöglichen nur minimale Bewegungen. Sie sind von der Arthrose am wenigsten betroffen, während die Gelenke mit der größten Beweglichkeit (echte Gelenke), wie zum Beispiel das Kniegelenk oder das Hüftgelenk, durch Abnutzungserscheinungen am stärksten gefährdet sind.

Echte Gelenke kommen in mehreren Funktionsweisen vor (siehe Tabelle 3):

- ▶ Das Scharniergelenk lässt sich auf und ab bewegen, so können Unter- und Oberarme durch das Ellenbogengelenk angewinkelt werden.
- ▶ Das Kugelgelenk, welches die Oberschenkel im Becken verankert, erlaubt uns nicht nur die Vorwärts- und Rückwärtsbewegung der Beine, sondern sogar die Drehung im Halbkreis.
- ▶ Das Eigelenk ist ähnlich wie das Kugelgelenk gebaut, hat aber einen eiförmigen Kopf und lässt sich nur in zwei Ebenen bewegen.
- ▶ Das Sattelgelenk ist für die Beweglichkeit des Daumens und damit für die Greiffunktion der Hand von entscheidender Bedeutung.

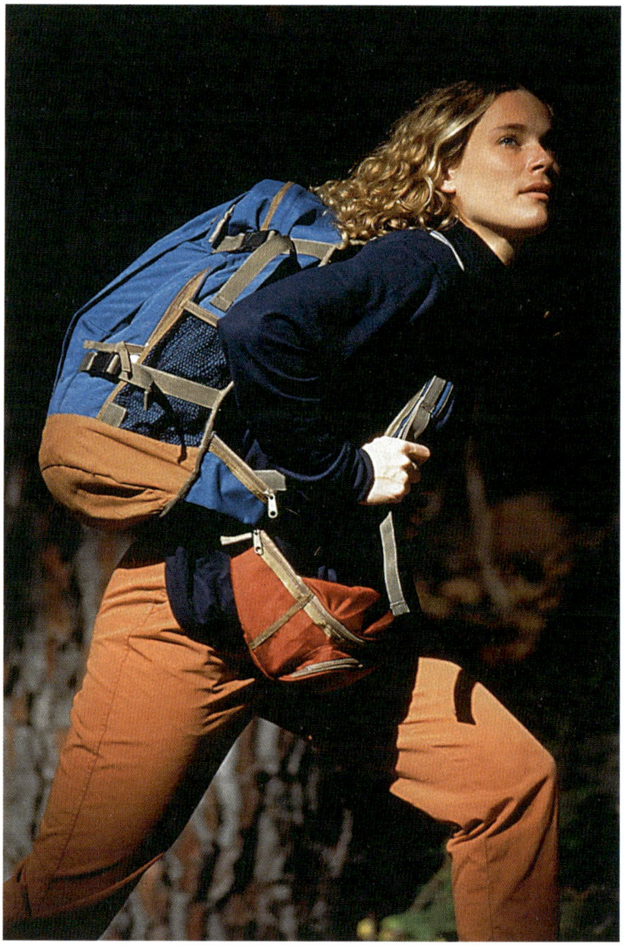

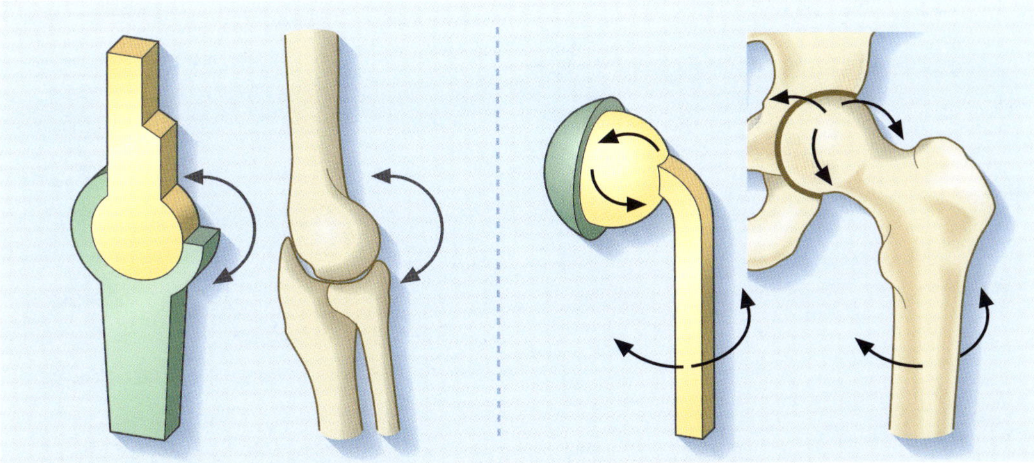

Verschiedene Gelenkformen: Scharniergelenke wie das Knie- oder Ellenbogengelenk erlauben nur die Bewegung um eine Achse (links). Kugelgelenke wie das Schulter- oder Hüftgelenk dagegen erlauben Bewegungen um drei Achsen und bieten damit deutlich größere Beweglichkeit (rechts).

Tabelle 3: Gelenkformen und deren Vorkommen

Gelenk	Beispiel
Scharniergelenk	Knie, Ellenbogen
Kugelgelenk	Schulter, Hüfte
Eigelenk	Hand
Sattelgelenk	Daumen

Die verschiedenen Gelenke sorgen durch ihre geeigneten Passformen dafür,

- **dass die jeweils erforderlichen Bewegungen koordiniert – in einer sinnvollen Reihenfolge nacheinander – ablaufen können und**
- **dass die Knochen durch schonende Gleitvorgänge bei all diesen Bewegungsabläufen keinen Schaden nehmen.**

Das gesunde Gelenk läuft wie geschmiert

Damit die Scharnier-, Hebel- oder Stoßbewegungen reibungslos ablaufen können, müssen unsere Gelenke entsprechend ausgestattet sein: Die am gesunden Gelenk beteiligten Knochen sind mit einer glatten, elastischen Knorpelschicht überzogen, die nur wenige Millimeter dick ist und dafür sorgt, dass die Knochenenden bei der Bewegung problemlos aneinander vorbeigleiten. Zudem schützt das Knorpelgewebe als eine Art Stoßdämpfer die Knochen vor Erschütterungen. Zwischen den beiden Knochenenden, im so genannten Gelenkspalt, befindet sich die Gelenkschmiere (Synovia), eine zähe Flüssigkeit, die wichtige Nährstoffe (z. B. Mineralstoffe, Zucker, Eiweiß)

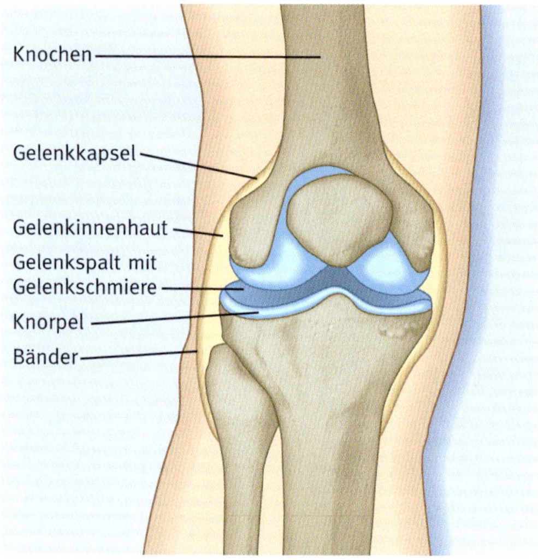

Zauberstoff Gelenkschmiere. Sie füllt den Raum zwischen den beiden Gelenkkörpern und sorgt für ein reibungsloses Gleiten der Gelenkflächen.

für das Knorpelgewebe liefert (siehe Seite 21) und Abfallstoffe aus dem Gelenkspalt entfernt. Die Gelenkflüssigkeit sorgt dafür, dass die Gelenkflächen leicht und schonend aufeinander gleiten. Die Gelenkschmiere wird von der Gelenkinnenhaut (Synovialis) gebildet und laufend erneuert. Während das Knorpelgewebe nicht an das Blutgefäßsystem angeschlossen ist und somit selbst keine Blutgefäße aufweist, ist die Gelenkinnenhaut von Blutgefäßen durchsetzt. Außen wird das Gelenk von der Gelenkkapsel abgeschlossen, die aus der inneren und der äußeren Gelenkhaut aufgebaut ist und für eine zusätzliche Stabilisierung des Gelenks sorgt.

Gelenkbänder, Muskeln und Nerven – Helfer im komplizierten Zusammenspiel

Das Gelenk wird zusätzlich durch die Gelenkbänder zusammengehalten, welche die Gelenke in ihrer Funktion unterstützen und ein Verrutschen oder Auskugeln der Gelenkkörper verhindern. Schließlich sind für die Gelenkfunktionen auch die Muskeln von Bedeutung, die mit den einzelnen Knochen über Sehnen verbunden sein können. Häufig sind ganze Muskelgruppen als *Mit*spieler für den komplexen Bewegungsablauf mitverantwortlich. Manchmal steuern sie auch als *Gegen*spieler einer übertriebenen Bewegung entgegen, fangen Stöße ab und schützen damit das Gelenk. Gleitverbessernd wirken zusätzlich Sehnenscheiden – das sind Kanäle, in denen die Sehnen liegen – und Schleimbeutel – kleine, mit Flüssigkeit gefüllte, druckelastische Polster, die Erschütterungen abfangen und Bänder und Sehnen schützen.

Tabelle 4: Wichtige Bausteine der Gelenke
gelenkbildende Knochenenden
Gelenkknorpel
Gelenkkapsel
Bänder
Sehnen
Muskeln
Blutgefäße
Nerven

Nervenenden, die als Steuersignal letztlich die Bewegung mit auslösen oder auch an der Schmerzentstehung (Verletzungen) mit beteiligt sind, kommen in den Muskeln, in der Gelenkinnenhaut und in den Bändern vor. Diese Nervenenden lösen beispielsweise bei einer Überdehnung der Bänder als Warnsignal den Schmerz aus, der den Bewegungsapparat vor weiterem Schaden bewahren soll. Sie fungieren als eine Art Notrufsäule.

Die reibungslose, gute Gelenkbeweglichkeit kann nur gewährleistet werden, wenn alle am Bewegungsablauf beteiligten Strukturen (siehe Tabelle 4) wie in einem Konzert gemeinsam und in gegenseitiger Abstimmung fungieren. Nur dann können die Gelenke die alltäglichen Bewegungen über all die Jahre ausführen, ohne Schaden zu erleiden.

Wer rastet, der rostet: Bewegung nährt den Gelenkknorpel

Unser Körper benötigt zur Aufrechterhaltung seiner Funktionen Nährstoffe. Diese dienen einerseits als Baustoffe für die Erneuerung von Körpergewebe, andererseits liefern sie die nötige Energie für die Lebensvorgänge. Zu diesem Zweck sind die Gewebe unseres Körpers an das Blutgefäßsystem angeschlossen. Die Nährstoffe werden über die Darmschleimhaut in das Blut aufgenommen und gelangen über diesen Blutstrom überall dort hin, wo sie gebraucht werden.

Damit ist, unter normalen Bedingungen, die optimale Versorgung der Gewebe und Organe gewährleistet. Nicht so beim Knorpelgewebe unserer Gelenke. Würden Blutgefäße in diesem Gewebebereich liegen, käme es bei jeder Bewegung zum Abdrücken der Gefäße. Daher ist der Knorpel nicht an das Blutgefäßsystem angeschlossen. Die Nährstoffversorgung beim Knorpel erfolgt auf anderem Weg, nämlich durch die Bewegung des Gelenks: Die blutgefäßreiche Gelenkinnenhaut gibt die Nährstoffe des Blutes an die Gelenkflüssigkeit im Gelenkspalt ab. Bei jedem Bewegungsvorgang wird – wie in einen Schwamm – frische, nährstoffreiche Gelenkschmiere in den Gelenkspalt hinein-, und Abfallstoffe werden herausgepresst.

Ohne Bewegung verhungert das Gelenk, da dem Knorpel keine Nährstoffe zugeführt werden. Elastizität und Spannkraft schwinden.

Durch die Gelenkbelastung erfolgt eine bessere Durchdringung des Knorpels mit Nährstoffen und damit auch eine Verbesserung der Schmiereigenschaften. Ohne Bewegung „verhungert“ der Knorpel – seine Funktionstüchtigkeit ist eingeschränkt.

Auch die Dicke der knochenschützenden Knorpelschicht hängt unmittelbar von der körperlichen Aktivität ab: Bei starker Belastung eines Gelenks kann die Knorpelauflage bis zu sieben Millimeter betragen, während eine Ruhigstellung des Gelenks einen Knorpelschwund zur Folge hat.

Gerade der Gelenkknorpel, welcher täglich mechanische Schwerstarbeit leistet, ist besonders auf eine regelmäßige, gute Zufuhr an wichtigen Baustoffen angewiesen. Für die Gesunderhaltung des Gelenks ist Bewegung daher absolut notwendig.

Der Gelenkknorpel – Netzwerk aus Eiweiß und Eiweiß-Zucker-Molekülen

Chondrozyten

Der Gelenkknorpel zeigt sich in jungen Jahren als bläulich-weiß schimmerndes und leicht dehnbares, elastisches Stützgewebe. Obgleich das Knorpelgewebe glatt und einheitlich erscheint, ist es aus mehreren Strukturen zusammengesetzt. Da sind zunächst die Knorpelzellen (Chondrozyten) zu erwähnen, die für das Knorpelwachstum im Kinder- und Jugendalter zuständig sind. Die Teilungs- und Vermehrungsfähigkeit der Knorpelzellen nimmt mit zunehmendem Alter ab. Etwa ab dem 20. Lebensjahr erfolgt kaum noch eine Regeneration dieser Knorpelbausteine. Deren Aktivität kann auch durch eine Reihe äußerer Faktoren (z. B. Stress, mechanische und chemische Einflüsse, Vitalstoffe, Hormone) positiv oder negativ beeinflusst werden. Weiterhin haben diese Zellen die Aufgabe, die Knorpelgrundsubstanz (Matrix) zu bilden, welche den Hauptanteil der Knorpelmasse darstellt. Diese Matrix besteht zum größten Teil (bis zu 80 Prozent) aus Wasser. Die restlichen 20 Prozent setzen sich aus Eiweiß (Kollagen) und Eiweiß-Zucker-Verbindungen (Proteoglykane) zusammen.

Alte Knochen: Knorpelbausteine werden ab dem 20. Lebensjahr kaum noch regeneriert.

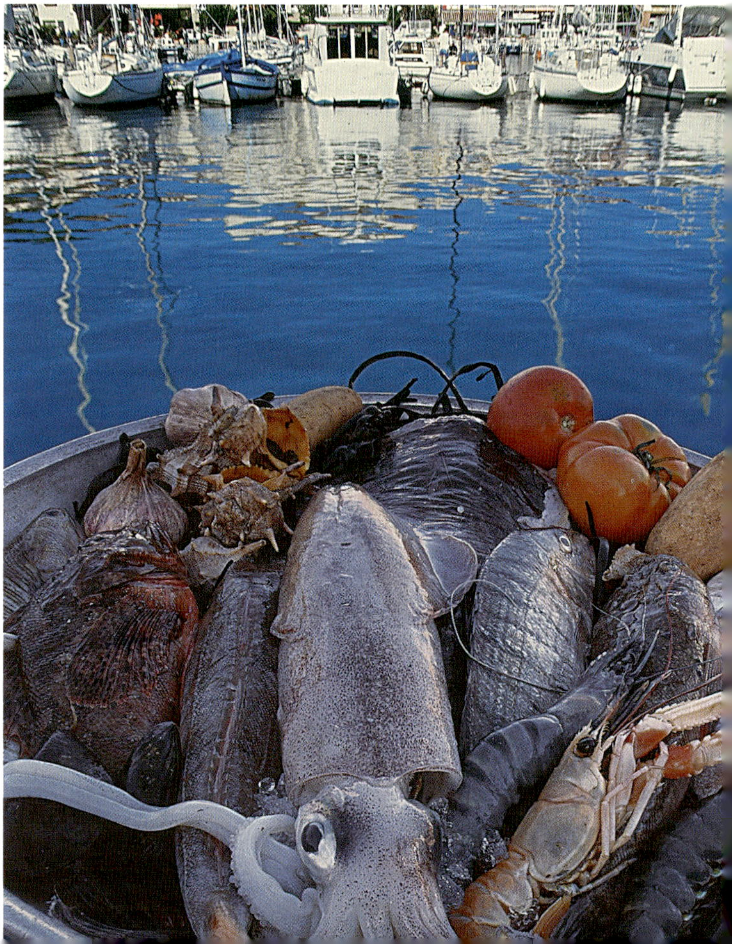

Eiweiß ist lebensnotwendig für gesunde Gelenkknorpel – planen Sie daher regelmäßige Mahlzeiten aus frischen Meeresfischen ein.

Kollagene und Proteoglykane

Die Kollagene finden wir als Gerüstsubstanzen beispielsweise auch in der Haut, in den Sehnen und Knochen. Sie bilden das Grundgerüst des Knorpels und sind für seine Elastizität und Druckfestigkeit verantwortlich. Die weiteren Bestandteile des Knorpels, die Eiweiß-Zucker-Verbindungen (Proteoglykane), sind in der Lage, sich zu dehnen und wieder zusammenzuziehen, wodurch die Elastizität und Spannkraft des Knorpels ermöglicht wird. Dank der Proteoglykane kann der Knorpel wie ein Schwamm reagieren: Unter Belastung wird Wasser aus dem Gewebe gepresst und die flexiblen Eiweiß-Zucker-Moleküle werden zusammengedrückt. Sobald der Druck nachlässt, strömt die Flüssigkeit wieder in das Gewebenetz zurück.

Das Geflecht aus Eiweiß-Zucker-Molekülen und Kollagenen ist maßgeblich an der Elastizität und den Stoßdämpfereigenschaften des Knorpels beteiligt. Als „Klebstoff" dient die Hyaluronsäure. Als besonders wichtige Zuckeranteile der Proteoglykane gelten Chondroitin(sulfat) und Keratan(sulfat). Mit zunehmendem Alter ändert sich die Zusammensetzung der Gerüstmaterialien des Knorpels. So besteht das Knorpelgewebe beim Neugeborenen zu 95 Prozent aus Chondroitinsulfat, während es beim Erwachsenen nur noch 50 Prozent sind. Nicht nur die Qualität ändert sich, sondern auch die Quantität: Mit zunehmendem Lebensalter nimmt die elastizitätsgebende Eiweiß-Zucker-Fraktion insgesamt ab! Auch bei bereits beginnendem Gelenkverschleiß sind Verluste dieser elastizitätsgebenden Bestandteile zu beklagen.

Folgenreiche Verluste: Die Proteoglykane schwinden im Alter und bei Gelenkverschleiß dahin.

Aufbau und Abbau der Eiweiß-Zucker-Verbindungen müssen in einem ausgewogenen Verhältnis stehen – nur dann ist die Funktionstüchtigkeit des Gelenks gewahrt. Eine Verschiebung zugunsten der Abbauprozesse begünstigt in jedem Fall degenerative Vorgänge im Gelenk.

Tatort Gelenkknorpel

Unsere Gelenke vollbringen Höchstleistungen. Vor allem die am stärksten in Anspruch genommenen Knie- und Hüftgelenke müssen einer ständigen Druckbelastung gewachsen sein. Dabei kommt es im Lauf der Zeit zu degenerativen Abnutzungserscheinungen, die in erster Linie die feine, knochenschützende Gelenkknorpelschicht betreffen. Während diese in jungen Jahren noch glatt und glänzend ist, wird sie mit zunehmendem Alter rau, rissig und matt. Im Verlauf dieses Prozesses, der zunächst völlig unbemerkt beginnt („ruhende" oder „stumme" Arthrose), kann die Knorpelschicht sogar völlig verschwinden – man spricht dann von der Knorpelglatze.

Damit geht eine Verschmälerung des Gelenkspalts einher, wodurch der Ort der Nährstoffversorgung und der Abfallentsorgung ebenfalls vermindert wird. Im Röntgenbild ist bei fortgeschrittener Erkrankung unter Umständen überhaupt kein Gelenkspalt mehr sichtbar. Diese Entwicklung führt dazu, dass die darunter liegenden Knochen direkt aufeinander reiben. Druck- und Stoßbelastungen werden nicht mehr abgepuffert und damit nun die Knochen selbst geschädigt. Aber der Knochen wehrt sich: er bildet vermehrt Knochensubstanz und versucht damit, die zerstörten Bereiche zu kitten. Der Knochen wird dadurch härter und verliert an Elastizität. Zum Ausgleich der übermäßigen Belastung bildet der Knochen schließlich minderwertige knöcherne Zacken, die zu einer schmerzhaften Verbreiterung des Gelenks führen. Bei jeder weiteren Bewegung des Gelenks werden diese überstehenden Knochenauswüchse abgerieben, was den Krankheitsprozess weiter verschlimmert.

Zeitbombe Arthrose: Gelenkverschleiß kann bereits viele Jahre bestehen, bevor er zu Gelenkbeschwerden führt (Frühstadium). Im Spätstadium kann der Gelenkspalt völlig verschwunden sein!

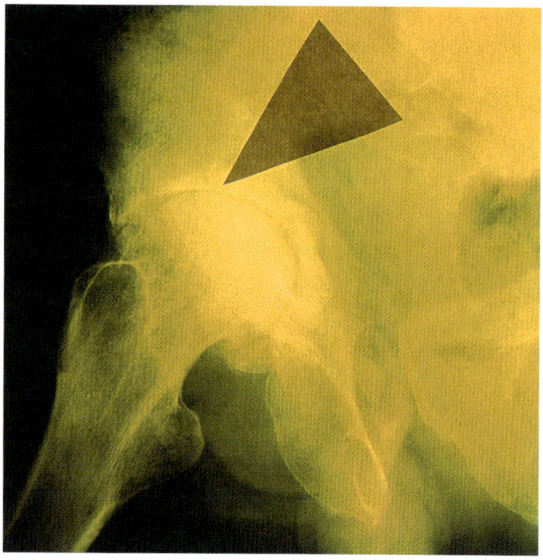

Hier das Röntgenbild eines stark verschmälerten Gelenkspaltes.

Aus dem geschädigten Gewebe werden aggressive Stoffe (u. a. freie Radikale) und knorpelabbauende Enzyme freigesetzt. Zur Schädigung des Knorpel- und Knochengewebes gesellen sich Entzündungsvorgänge hinzu, die in erster Linie die nerven- und blutgefäßreiche Gelenkinnenhaut betreffen. Diese versucht sich gegen die Reizung durch die freigesetzten, aggressiven Stoffe zu wehren, indem sie verstärkt Flüssigkeit abgibt, was die Ausbildung eines Gelenkergusses zur Folge hat.

Tabelle 5: Ruhende und aktivierte Arthrosezustände im Vergleich

Ruhende Arthrose:	röntgenologisch nachweisbarer Knorpelabrieb
	Degenerationsvorgänge laufen unbemerkt ab
	keine Entzündungszeichen
	keine Schmerzen (eventuell nur bei Bewegung)
Aktivierte Arthrose:	Entzündungsreaktion
	Schwellung
	Ergussbildung
	Erwärmung
	Schmerzen (auch in Ruhe)

Als weitere Waffe gegen die Entzündungsvorgänge schickt die Gelenkinnenhaut spezielle Vernichtungszellen in den noch verbliebenen Gelenkspalt, die dort die abgeriebenen Gewebebruchstücke verdauen und damit entsorgen. Die Gelenkflüssigkeit besteht mehr und mehr aus diesen Fresszellen und weist immer weniger Nährstoffe auf. Im Rahmen des gesamten Entzündungsprozesses werden Botenstoffe ausgesendet, die als Signal an der Schmerzauslösung beteiligt sind. Man spricht in diesem Fall von der aktivierten Arthrose (siehe Tabelle 5).

Entzündung, Schmerzen, Bewegungs- und Nährstoffmangel – ein Teufelskreis!

Nicht immer steckt hinter Gelenkbeschwerden Gelenkverschleiß. Es gibt auch schmerzhafte Zustände, die ihre Ursache in Nervenreizungen oder Reizungen der Knochenhaut haben. Umgekehrt äußert sich die Arthrose nicht immer durch Schmerzzustände.

Arthrose ist nicht gleich Arthrose!

Mit zunehmendem Alter nutzt sich die knochenschützende Gelenkknorpelschicht ab: Der ehemals glatte, glänzende Knorpel wird äußerlich matt, rau und rissig. Auch die Knorpelzusammensetzung verändert sich: die elastizitätsverleihenden Proteoglykane werden abgebaut und knorpelzerstörende Enzyme freigesetzt.

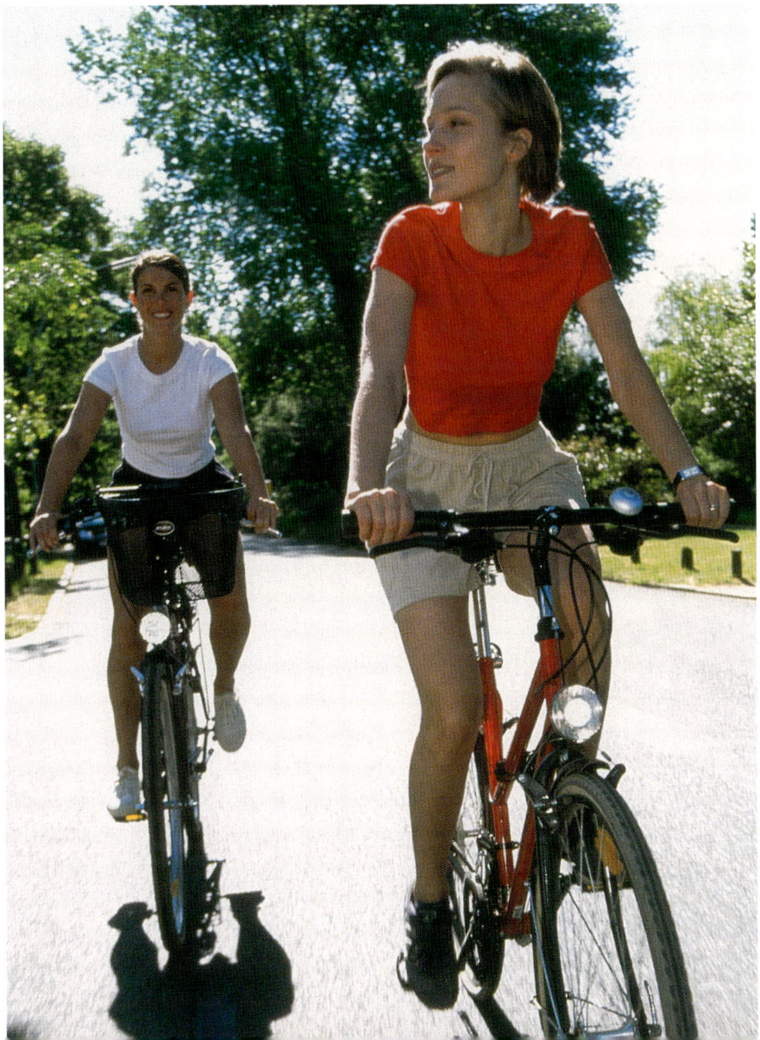

Brechen Sie aus aus dem Teufelskreis – Rad fahren hilft Ihnen, leichte Gelenkschmerzen zu lindern!

Während sich der eine mit leichten arthrotischen Beschwerden kaum noch schmerzfrei bewegen kann, spielt der andere mit schwerem Arthrosezustand noch Tennis. Manchmal wechseln sich schmerzfreie Phasen mit Zeiten entzündlicher Aktivität ab.

Das arthrotische Gelenk kann im aktivierten Zustand durch folgende Beschwerdebilder gekennzeichnet sein: Schwellung, Ergussbildung durch übermäßige Flüssigkeitsansammlung und fühlbare Überwärmung des Gelenks. Letztere beruht auf einem gesteigerten Stoffwechsel der Gelenkinnenhaut als Folge der Reizung und Entzündung. Die Entzündungsphase hängt u. a. von der Aktivität der Vernichtungszellen ab: Ist der „Gelenkmüll“ beseitigt, kehrt Ruhe im betroffenen Gelenk ein, bis der Knorpelabrieb im Gelenkspalt erneut nach den Fresszellen schreit.

Darüber hinaus ist das entzündete Gelenk äußerst schmerzempfindlich – die betroffene Person wird also versuchen, das Gelenk möglichst nicht zu bewegen, um es zu schonen. Doch das ist genau die falsche Reaktion, denn

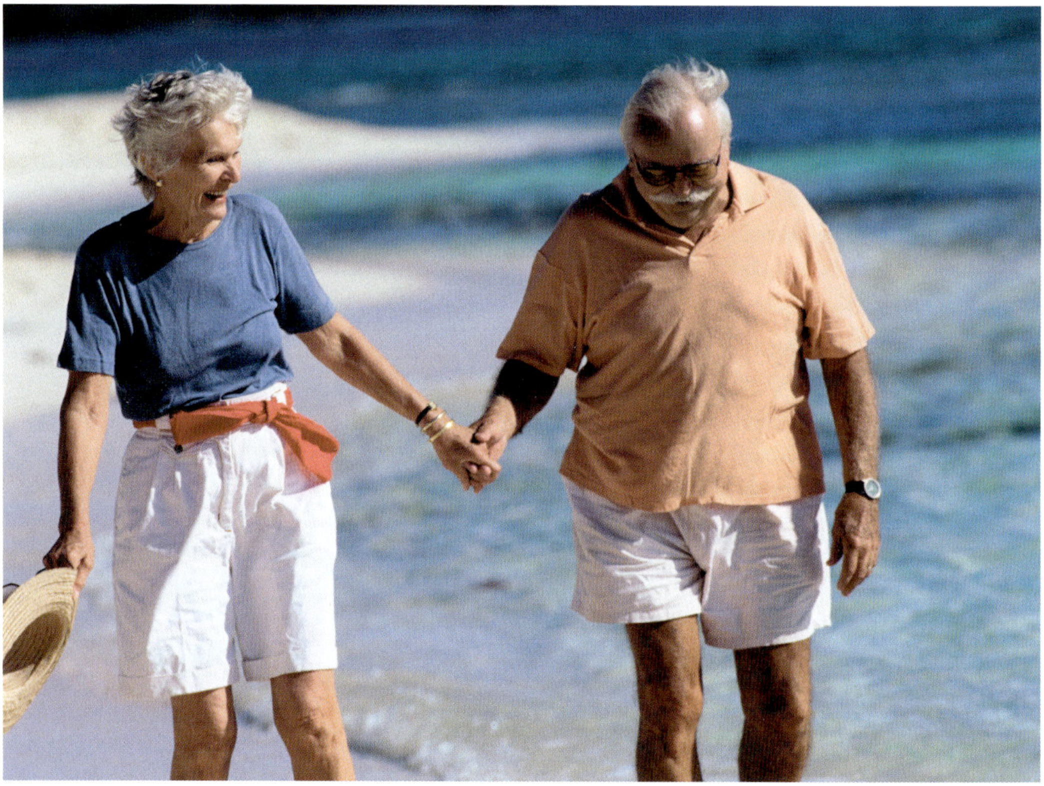

Die wichtigste Arthrose-Regel: Das betroffene Gelenk sollte trotz Schmerzen schonend bewegt werden.

ohne Bewegung kein Nährstoffnachschub im Gelenkspalt. Da die Qualität der Gelenkschmiere im Rahmen des entzündlichen Geschehens und damit die Gleitfähigkeit ohnehin schon vermindert sind, ist es gerade für das von Arthrose betroffene Gelenk besonders wichtig, die verbleibende Gelenkflüssigkeit ständig zu erneuern. Wie wir gehört haben, kann dieser Austausch – und damit die Versorgung mit Nährstoffen – ausschließlich durch die Bewegung des Gelenks erfolgen. Wird diese vermieden, muss mit einer Mangelversorgung des Gelenkknorpels und mit einem zusätzlichen Untergang von Knorpelzellen gerechnet werden. Die Situation verschlechtert sich damit drastisch, das Krankheitsgeschehen schreitet weiter fort, Muskeln und Bänder werden kraftlos und laufen Gefahr zu schrumpfen, die Einsteifung des Gelenks droht.

Oberstes Gebot bei Arthrose-Beschwerden ist es daher, das Gelenk nicht lange ruhig zu stellen, sondern es trotz Schmerzen zu bewegen, wobei natürlich eine Überbelastung zu vermeiden ist.

Feuer in den Gelenken: Die so genannte aktivierte Arthrose äußert sich mit Schmerzen, Entzündungsschüben, Gelenkanschwellung und -verdickung, Überwärmung, Verformung des Gelenks, Funktionseinbußen und drohender Einsteifung des betroffenen Gelenks.

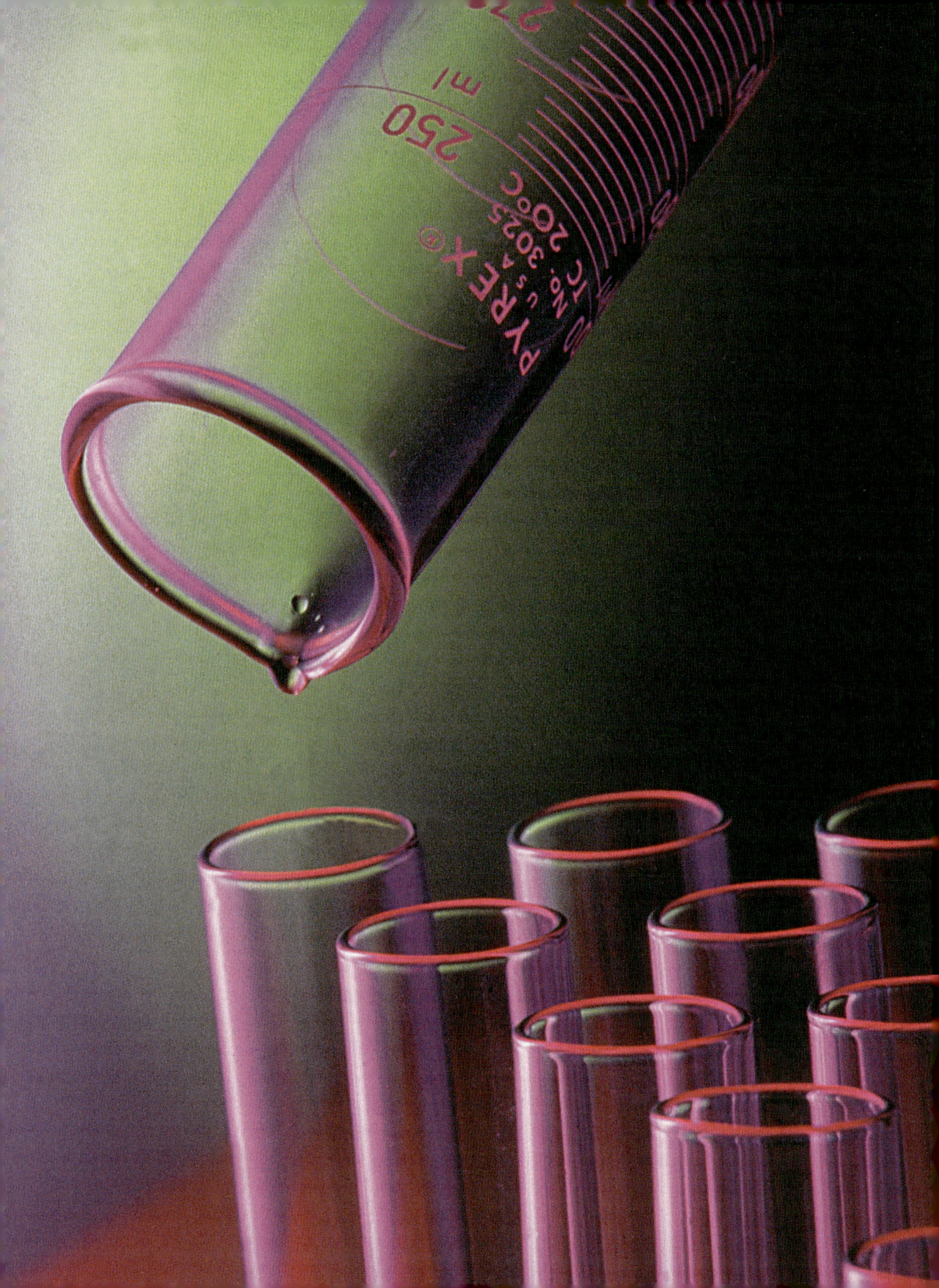
250
ml
PYREX®
20°C

Spurensicherung –

Wie stellt der Arzt Gelenkverschleiß fest?

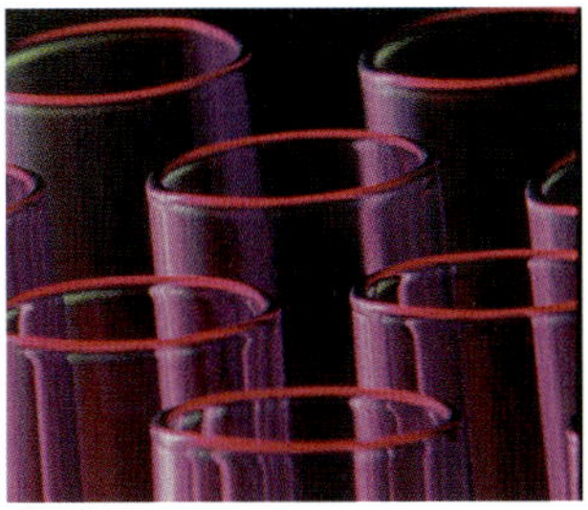

Schmerzen sind nicht gleich Schmerzen

Am Anfang jeder fachärztlichen Untersuchung steht die ausführliche Befragung des Betroffenen. Ein solch klärendes Gespräch zwischen Arzt und Patient nennt man Anamnese. Da für die Arthrose eine Vielzahl von Ursachen infrage kommt, können Ereignisse wie Sportverletzungen in der Vergangenheit, das Vorliegen von Stoffwechselstörungen oder die Abklärung der familiären Vorbelastung wichtige Hinweise geben. Auch die Frage, wann und wie die Schmerzen auftreten, ist von Bedeutung. Hier spricht man von Schmerzanamnese.

Zuerst muss die schmerzende Stelle geortet werden, wobei das in manchen Fällen nicht ganz einfach ist: Schmerzen der Lendenwirbelsäule strahlen beispielsweise selten in den Leistenbereich aus, sondern viel eher in den Ober- und Unterschenkel. Der typische Hüftschmerz tritt in der Leiste oder zwischen Leiste und seitlicher Hüftregion auf. Warum diese Schmerzen auch in gesunden Körperregionen wahrgenommen werden, ist bislang noch ungeklärt.

Schmerzen können nicht nur an verschiedenen Stellen auftreten, sie können sich auch völlig unterschiedlich gestalten. Der Schmerz kann als bohrend, drückend, stechend oder dumpf beschrieben werden, fließende Übergänge der diversen Schmerzarten sind ebenso möglich. Die Schmerzsymptomatik kann sich akut einstellen oder über einen längeren Zeitraum (chronisch) bestehen bleiben.

Schmerzen sind grundlegend ernst zu nehmen. Doch nicht hinter jedem Schmerz steckt eine schwerwiegende Gelenkerkrankung.

Grundlegend sind zudem Ruhe- von Belastungsschmerzen zu unterscheiden, die beide bei Arthrose auftreten können (siehe Tabelle 6). Im ersten Fall bestehen die Schmerzen sogar im Entlastungszustand der Gelenke, z. B. beim Sitzen oder Liegen, häufig auch nachts. Dieses Schmerzmuster deutet auf schwerwiegende Gelenkstörungen hin. Belastungsschmerzen treten nach stärkerer Bewegung auf und verschwinden im Ruhezustand wieder. Die zeitliche Angabe zur Dauer der Belastung ohne Beschwerden kann ebenfalls sehr wertvoll sein.

Je kürzer der Zeitraum zwischen körperlicher Bewegung und Schmerzeintritt, desto gravierender die Schädigung des betroffenen Gelenks.

Häufig stellen sich solche Bewegungsschmerzen beim Übergang vom Sitzen zum Stehen oder Gehen ein. Dieser so genannte Anlaufschmerz ist, bezüglich des Arthrose-Grades, sehr ernst zu nehmen.

Selbstverständlich gehören zu einer ärztlichen Bestandsaufnahme auch Tastuntersuchungen des betroffenen Gelenks, um sich ein Bild über die äußerliche Beschaffenheit (Gelenkschwellung, Überwärmung) zu machen. Im fortgeschrittenen Stadium treten die Schmerzen nicht nur morgens oder nach längerem Sitzen (Anlaufschmerz) auf, sondern stören auch den Nachtschlaf.

Aufgrund seiner komplizierten Bauweise ist das Kniegelenk besonders verschleißanfällig. Tatsächlich leidet etwa ein Drittel aller über 60-Jährigen an dieser Arthroseform, und häufig klagen auch junge Menschen über Ziehen oder Stechen in den Knien. Die typischen Schmerzen sind direkt unter der Kniescheibe lokalisiert und äußern sich beispielsweise beim Treppenabstieg. Auch im Hüftbereich können beim Abwärtsgehen von Stufen Schmerzen auftreten, die manchmal diffus (sogar bis zum Knie) ausstrahlen und nicht selten mit Ischias-Schmerzen verwechselt werden.

Tabelle 6: Die unterschiedlichen Schmerzbilder bei Gelenkverschleiß

Ruheschmerz	tritt regelmäßig in Ruhe auf.
	tritt nach starker Belastung auf.
	kann ziehend sein.
	häufig nachts.
Belastungsschmerz	wird durch Bewegung ausgelöst.
	Je länger die Schmerzen bereits bestehen, desto weiter fortgeschritten ist die Arthrose.
	Auch die Dauer der schmerzfreien Bewegung steht mit dem Ausmaß der Arthrose in Verbindung.
Anlaufschmerz	stellt sich meist beim Übergang vom ruhenden zum bewegten Gelenk ein, z. B. nach dem Aufstehen oder Sitzen.
	Das Schmerzgefühl entspricht dem „eingerosteten“ Gelenk, welches sich erst „einlaufen“ muss.

Aufschlussreiches Gangbild

In vielen Fällen ist es sinnvoll (z. B. bei vermuteter Hüftgelenkarthrose), den Patienten im Sprechzimmer auf und ab gehen zu lassen, um Abweichungen vom normalen Gangbild auf die Spur zu kommen. Dabei können bereits Verhaltensmuster beim Aus- und Ankleiden (Schonhaltung) hilfreiche Hinweise auf vorliegende Störungen des Halteapparats liefern. Einschränkungen der Beweglichkeit werden so gut erkannt. Die Arthrose des Hüftgelenks kann dazu führen, dass der Patient – schmerzbedingt – einseitig geht oder sogar zu hinken beginnt.

Durch die Überprüfung des Beckenstands und das Ausmessen von Beinlängen kann der behandelnde Arzt zusätzliche wichtige Informationen gewinnen.

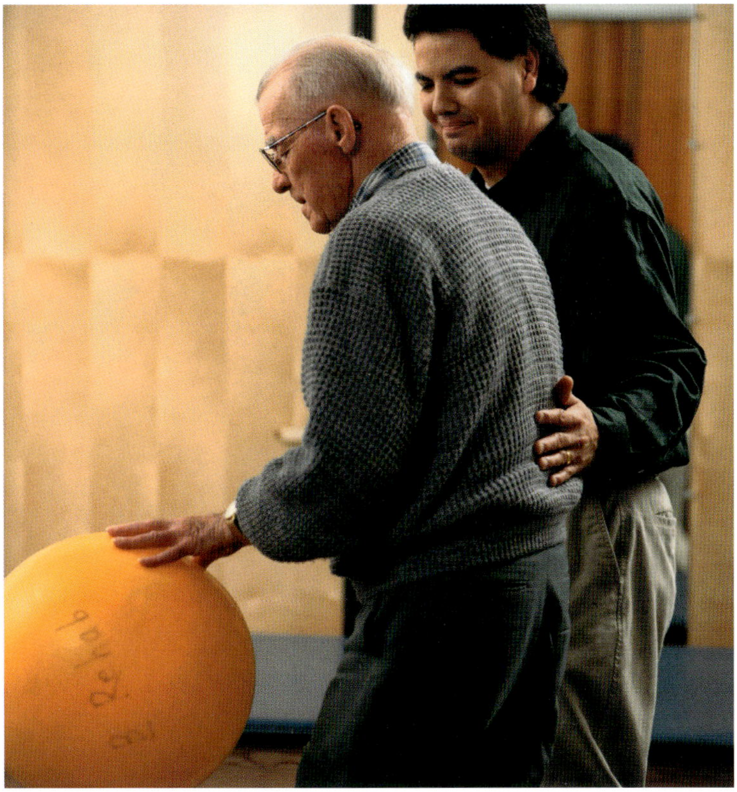

Hinter dem unsicheren Gang älterer Menschen kann sich eine Arthrose der Halswirbelsäule verbergen, die zu Schwäche und Kraftlosigkeit in den Beinen führt und nicht als Folge des Alters betrachtet werden kann. Beinverlängerungen und -verkürzungen, die oft mit einem Beckenschiefstand einhergehen, sind bei Hüftgelenkarthrose häufig.

Röntgen – notwendig oder überflüssig?

Dem klassischen Durchleuchten kommt in der Aufdeckung des Gelenkverschleißes noch immer ein beachtlicher Stellenwert zu – und das, obwohl es mittlerweile modernere Untersuchungsmethoden gibt, deren Aussagekraft als besser gilt (siehe Tabelle auf Seite 37).

Mithilfe der Röntgenaufnahmen kann man sich einen guten Überblick über den Gelenkzustand verschaffen. Auch werden durch die Anwendung dieser Methode Abnutzungserscheinungen von anderen Erkrankungen, wie z. B.

Osteoporose oder Knochentumoren, unterschieden. Ebenso können Zustände, die eine Arthrose begünstigen (z. B. Verletzungen), oder Fehlstellungen der Gelenke beurteilt werden.

Guter Durchblick: Die klassische Röntgenaufnahme hilft, andere Erkrankungen auszuschließen.

Bei der Röntgenaufnahme ist zwar der Gelenkknorpel selbst darstellbar, aber Muskeln und Sehnen sind nicht zu sehen. Erkennbar sind die beiden (kalkreichen) Knochen, die das Gelenk bilden, und die Breite des Gelenkspalts. Dieser führt die nährstoffreiche Gelenkschmiere, daher ist ein Verlust des Gelenkspalts durch fortgeschrittenen Knorpelabrieb ein klares Zeichen für den Gelenkverschleiß. Auch die Verdichtung der gelenknahen Knochenenden weist auf die Erkrankung hin. So genannte Knochenanbauten, die vom Gelenk ersatzweise für die übermäßige Belastung neu gebildet werden, können ebenfalls sichtbar gemacht werden und erlauben Aussagen zum Krankheitsstadium.

Ultraschall – sinnvolle Ergänzung

Die Ultraschallaufnahme (Sonogramm) wird, wie der Name schon sagt, mithilfe von nicht hörbaren Schallwellen erstellt, die von einem speziellen Gerät ausgesendet werden. Diese Echoaufzeichnungen ermöglichen, die Weichteile sichtbar zu machen, welche die Gelenkknochen umgeben. Damit ergänzt diese Methode in sinnvoller Weise die Röntgenuntersuchung, die ja nur die knöchernen Strukturen erkennbar macht. (Zum therapeutischen Einsatz von Ultraschall siehe Seite 86.)

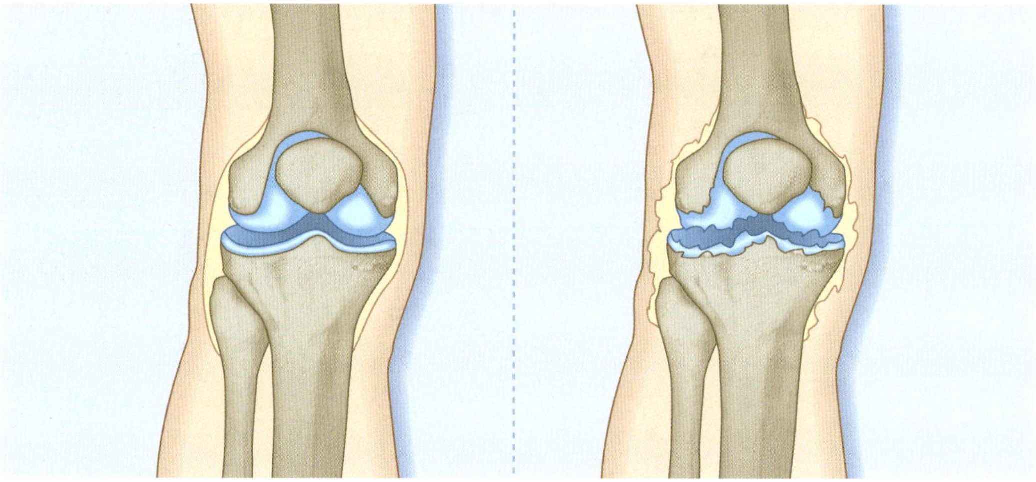

Typisch für das arthrotische Gelenk (rechts) ist der starke Knorpelabrieb, es bilden sich knöcherne Randwülste. Links zum Vergleich ein gesundes Gelenk.

Gelenkumgebende Strukturen wie Muskeln, Sehnen, Bänder und das Unterhautfettgewebe sind gut darstellbar. Dadurch können beispielsweise Meniskusverletzungen (Kniegelenk), Bänder- und Muskelrisse, Sehnenscheidenentzündungen und Zysten (mit Flüssigkeit gefüllte Hohlräume) entdeckt werden. Die Beschaffenheit des Knochengewebes und die Knochenstruktur hingegen sind kaum zu sehen.

Die Ultraschalluntersuchung hat, im Unterschied zur Röntgendiagnostik, den großen Vorteil der Unschädlichkeit, deshalb sind mehrere Aufnahmen innerhalb eines kurzen Zeitraums möglich. Ersetzen kann sie die strahlenvermittelte Durchleuchtung allerdings nicht.

Die Computertomographie

Eine Weiterentwicklung des herkömmlichen Röntgenverfahrens ist die Computertomographie (CT). Hierbei werden ebenfalls Röntgenstrahlen eingesetzt, die von den einzelnen Geweben unterschiedlich gut aufgenommen werden. Man erhält viele einzelne Scheibenaufnahmen, die, zusammengesetzt, eine räumliche Darstellung der Gelenke ergeben. Dadurch kann man sich von den gelenkumgebenden Weichteilen (nicht von den Knochen selbst) ein besseres Bild verschaffen, als es über die normale, flächenhafte Röntgenaufnahme möglich ist. Diese Methode kommt, da sie kostspielig ist, nur bei speziellen Fragestellungen zum Einsatz.

Bilder aus dem Körperinneren: Mithilfe der Computertomographie sind dreidimensionale Darstellungen der gelenkumgebenden Weichteile möglich. Hierbei werden Röntgenstrahlen eingesetzt.

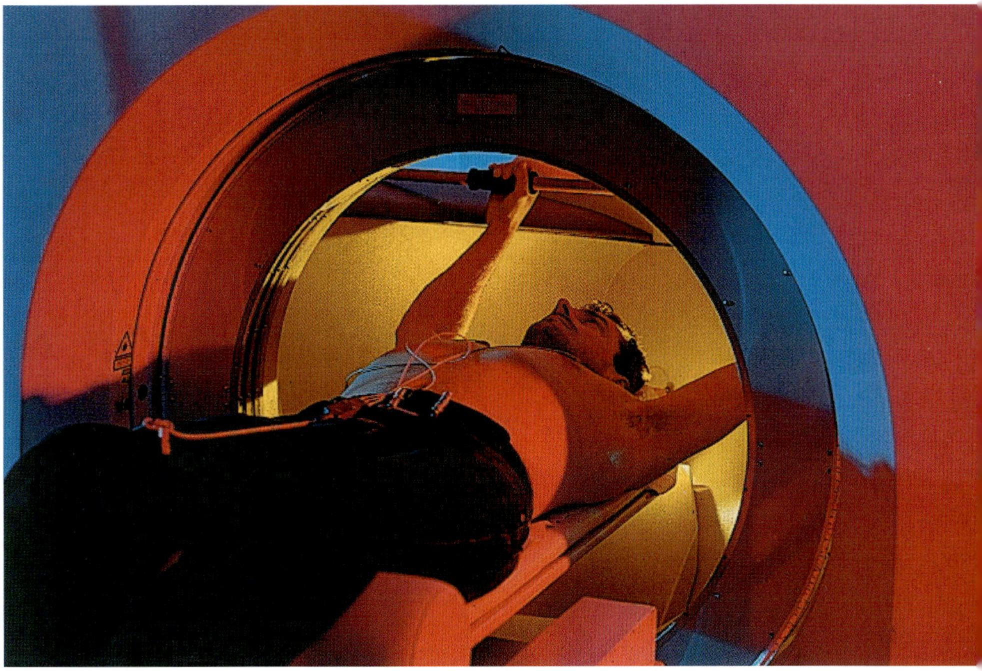

Früherkennung durch Kernspintomographie

Dieses Verfahren ist auch unter dem Begriff **M**agnet**r**esonanz**t**omographie (MRT) bekannt. Es beruht darauf, dass der Körper – nach Anlegen eines starken Magnetfelds – elektromagnetische Wellen aussendet, die ein Computer auswertet und zum Bild zusammensetzt.

Kernspintomographie – aufschlussreiche Reise durch das Gelenk mithilfe von (strahlungsfreien) Magnetfeldern

Hierbei wird das Gelenk in vielen Details sichtbar: Gelenkinnenhaut, Knorpel, Knochen, Bänder und Sehnen können in allen Einzelheiten begutachtet werden. Mit der MRT gelingt es, den Tatort Gelenkknorpel abzubilden. Diese Methode wird derzeit vorzugsweise bei Verdacht auf Verletzungen wie Meniskusschäden, Bänderrisse und Knorpelschäden angewandt. Ebenso lassen sich mit der MRT bestimmte Knochenerkrankungen ausschließen. In manchen Fällen sind die Abbildungen nicht eindeutig auswertbar, so sind Gelenkknorpel und Gelenkflüssigkeit nicht immer ganz klar voneinander zu unterscheiden. Durch Spezialaufnahmen, für die das Gerät gezielt auf den Gelenkknorpel eingestellt wird, gelingt es meist, auch die strittigen Fälle zu interpretieren.

Die Kernspintomographie hat sich in der Vergangenheit zur Abklärung von Gelenkverletzungen und Abnutzungserscheinungen – auch im Rahmen von Operationsplanungen – bestens bewährt. Bedauerlicherweise ist es bislang (vermutlich aus Kostengründen) noch nicht gelungen, diese – wenig belastende – Untersuchung als gängige Früherkennungsmethode von Verschleißerscheinungen zu etablieren. Veränderungen der (ehemals) glatten Oberfläche, aufgeweichte Stellen, winzige Risse und Spalten werden ebenso sichtbar wie größere Loch- und Kraterbildungen, die den darunter liegenden Knochen bereits in Mitleidenschaft ziehen können.

Auch hier hat die Technik zu Weiterentwicklungen der Geräte geführt, die mittlerweile in der Lage sind, Knorpelschäden von ein bis anderthalb Millimeter nachzuweisen. Gerade der Aufdeckung solcher minimaler Verschleißerscheinungen bei noch vorhandener Knorpelschicht gilt in der Früherkennung die größte Aufmerksamkeit.

Durch die Möglichkeit, frühe Knorpelveränderungen sichtbar zu machen, kommt der MRT bei der Arthrose-Früherkennung ein hoher Stellenwert zu. Lage, Größe und Stadium des Knorpelschadens sind gut darstellbar. Für zuverlässige Aussagen sind gezielte Knorpelspezialaufnahmen notwendig. Mithilfe dieser so genannten Knorpel-Sequenzen werden Angaben zu feinen Rissen, Spalt- und Kraterbildungen möglich, die im Millimeterbereich angesiedelt sind. Die Vorteile dieser Methode liegen in der Strahlenfreiheit und darin, dass für die Untersuchung kein operativer Eingriff notwendig ist.

Szintigraphie – radioaktive Stoffe zeigen „Action" im Knochen

Bei dieser Methode kommen radioaktive Stoffe (Kontrastmittel) zum Einsatz, die in die Vene gespritzt werden. Sie gelangen über die Blutbahn in das Knochengewebe, reichern sich dort – entsprechend der vorherrschenden Stoffwechselaktivität – an und lassen dieses für sehr kurze Zeit strahlen. Beim Zerfall der radioaktiven Teilchen wird Radioenergie frei, die von einem speziellen Strahlenmessgerät ausgewertet wird.

Dieses Verfahren wird nicht routinemäßig eingesetzt, sondern kommt bei Verdacht auf bösartige Tumore oder Tochtergeschwülste zum Einsatz. Es gelingt allerdings mittels der Szintigraphie auch, arthrotische Gelenkveränderungen von anderen Erkrankungen des rheumatischen Formenkreises (z.B. rheumatoide Arthritis) abzugrenzen.

Die Gelenkspiegelung – minimaler Eingriff mit Kleinstkamera

Wenn die Röntgenbilder nicht eindeutig zu interpretieren sind – z. B. im frühen und mittleren Stadium einer Arthrose –, kommt häufig eine Methode zum Einsatz, die es ermöglicht, über eine mit einer Beleuchtungstechnik ausgestattete Miniaturkamera das Innere des Gelenks zu betrachten: die Gelenkspiegelung oder Arthroskopie. Mithilfe von winzigen Öffnungen (wenige Millimeter) ist es möglich, die Kamera durch eine Sonde in das Gelenk einzuschleusen. Die entstehenden Bilder können dann gleichzeitig auf einem Fernseher vergrößert betrachtet werden. Der Eingriff kann unter einer örtlichen Betäubung oder unter Vollnar-

Die Arthroskopie dient nicht nur der Diagnostik, sondern auch der schonenden Behandlung.

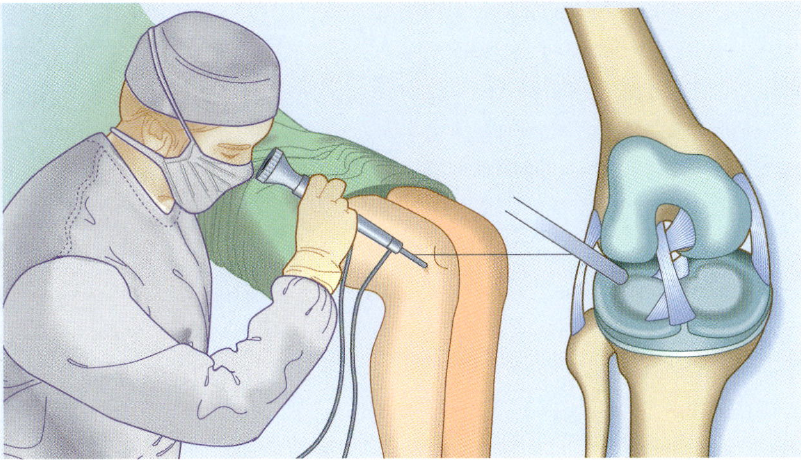

Die Arthroskopie bietet nicht nur die Möglichkeit, den Zustand des Gelenkknorpels zu beurteilen, sondern ermöglicht z. B. auch die Glättung aufgerauter Knorpelstellen.

kose durchgeführt werden. Der große Vorteil dieses Verfahrens liegt in der Vermeidung großer Schnitte. Die Heilung der winzigen Wunden erfolgt rasch, die Narbe ist kaum sichtbar. Häufig wird die Arthroskopie sogar ambulant – also ohne längeren Krankenhausaufenthalt – durchgeführt.

Dabei spielen nicht nur die diagnostischen Möglichkeiten eine Rolle. Zunehmend wird dieses Verfahren auch für Eingriffe am geschädigten Knorpel eingesetzt: Das Gelenk kann gespült und reibende Knorpelteilchen können entfernt werden. Dadurch wird oft schon eine Verbesserung der Situation erzielt, die lang anhaltend (manchmal über Jahre) sein kann. Der aufgeraute, fransige Knorpel kann aber auch geglättet oder (sehr sparsam) abgetragen werden. Im letztgenannten Fall erreicht man durch die Behandlung die Öffnungen zahlreicher Gewebekanäle im Knochen, die zu einer Neuentstehung von Knorpelmasse beitragen. Bis zur Ausbildung des neuen Knorpels können drei Monate vergehen, währenddessen das Gelenk nicht, allenfalls nur geringfügig (Stockstützen) belastet werden darf. Für die neu entstandenen Gelenkflächen wurde der Begriff Bioprothese geschaffen, da es sich hierbei ja um Material handelt, welches vom Körper selbst hergestellt wird. Untersuchungen haben gezeigt, dass man damit den Einsatz eines künstlichen Gelenks möglicherweise um 10 bis 15 Jahre hinauszögern kann.

Die Arthroskopie stellt die häufigste orthopädische Operation an den Gelenken dar. In etwa 60 Prozent aller Fälle wird diese Methode am Kniegelenk angewandt, die restlichen 40 Prozent betreffen andere Gelenke wie Schultergelenk, Sprung-, Hand- und Ellenbogengelenk.

Die Arthroskopie ist zwar ein bewährter Routineeingriff, aber keine Bagatelleangelegenheit. Daher sollte dieses technisch anspruchsvolle Verfahren nur von kompetenten Ärzten durchgeführt werden. Eine konsequente Nachbehandlung (Krankengymnastik) ist unbedingt anzuraten.

Laboruntersuchungen von Blut und Gelenkflüssigkeit – der Weisheit letzter Schluss?

Um es gleich vorweg zu sagen: Mit Laborwerten allein kann eine Arthrose nicht festgestellt werden, allerdings können diese Untersuchungen sehr nützlich sein bei der Abgrenzung einer eventuell vorliegenden Arthrose von anderen rheumatischen Erkrankungen. So deutet die Erhöhung der so genannten Rheumafaktoren im Blut auf eine rheumatoide Arthritis hin. Auf die-

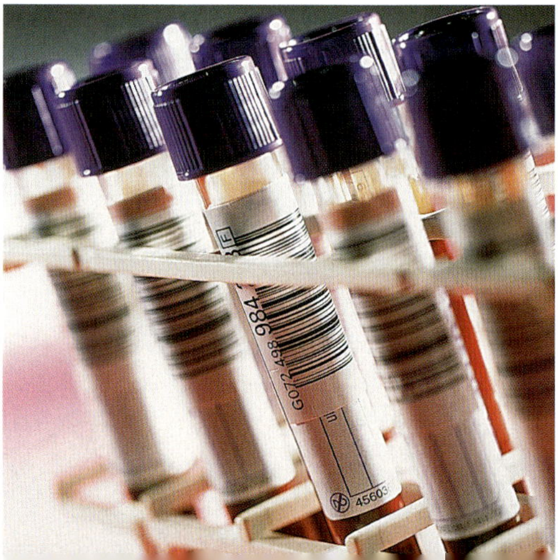

sem Weg können auch Stoffwechselleiden wie Gicht als Ursache für vorliegende Beschwerden erkannt bzw. ausgeschlossen werden. Ebenso ist es möglich, anhand der Blutanalyse Hinweise auf Tumorerkrankungen zu erhalten.

Die Untersuchung der Gelenkflüssigkeit lässt ebenfalls nur grobe Aussagen zu und spielt in der Praxis daher keine so große Rolle. Die Flüssigkeit kann mittels Arthroskopie oder durch Punktion abgesaugt werden. Farbe und Klarheit der Gelenkschmiere geben Hinweise auf das Arthrosestadium: Im jungen, gesunden Gelenk ist sie klar und zähflüssig. Bei Gelenkverschleiß kann diese Flüssigkeit dünnflüssiger, verfärbt und trübe sein.

Was ich Ihnen rate

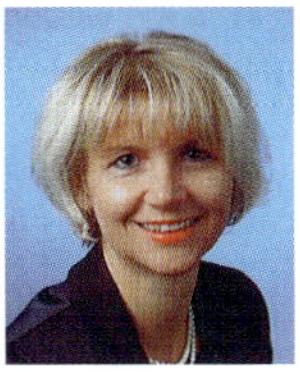

Erwarten Sie von Blutuntersuchungen zur Abklärung einer Arthrose nicht allzu viel. Laborwerte allein sind nicht besonders aussagekräftig. Sollten Sie unklare Gelenkbeschwerden haben, so ist in jedem Fall die ärztliche Untersuchung mit apparativen Verfahren sinnvoll. Die Blutanalyse kann sehr hilfreich für die Abgrenzung zu anderen Erkrankungen (z. B. rheumatoide Arthritis, siehe Seite 47) sein.

Auch die Analyse der Gelenkflüssigkeit zur Abklärung der Arthrose liegt in ihrer Bedeutung deutlich hinter den Bild gebenden Maßnahmen (z. B. Röntgenanalyse).

TABELLE 7: UNTERSUCHUNGSMÖGLICHKEITEN BEI GELENKVERSCHLEISS

Vorgehensweise / Verfahren	Aussage
ärztliche Untersuchung	erste Hinweise
	zwingende Voraussetzung für alle weiteren Maßnahmen
Röntgen	Feststellung von Gelenkverschleiß
	Verletzungen und Fehlstellungen des Gelenks sichtbar
	Tumorerkrankungen erkennbar
Computertomographie	Weichteilveränderungen und -verletzungen sichtbar
Ultraschall	Tumorerkrankungen erkennbar
	Beurteilung von Zysten und Gelenkergüssen
Kernspintomographie	gute Möglichkeit zur Frühdiagnostik
	geringfügige Knorpelabnutzungen sichtbar
	Erkennung von Knochen- und Weichteilveränderungen
	Meniskusverletzungen und Bänderschäden diagnostizierbar
Szintigraphie	Entzündungen und Tumore erkennbar
	Beurteilung des Knochenstoffwechsels
Arthroskopie	Einblick in das Gelenk
	Möglichkeiten der Knorpelbehandlung
Laboruntersuchungen	Abgrenzung zu anderen Erkrankungen des rheumatischen Formenkreises (z. B. rheumatoide Arthritis)

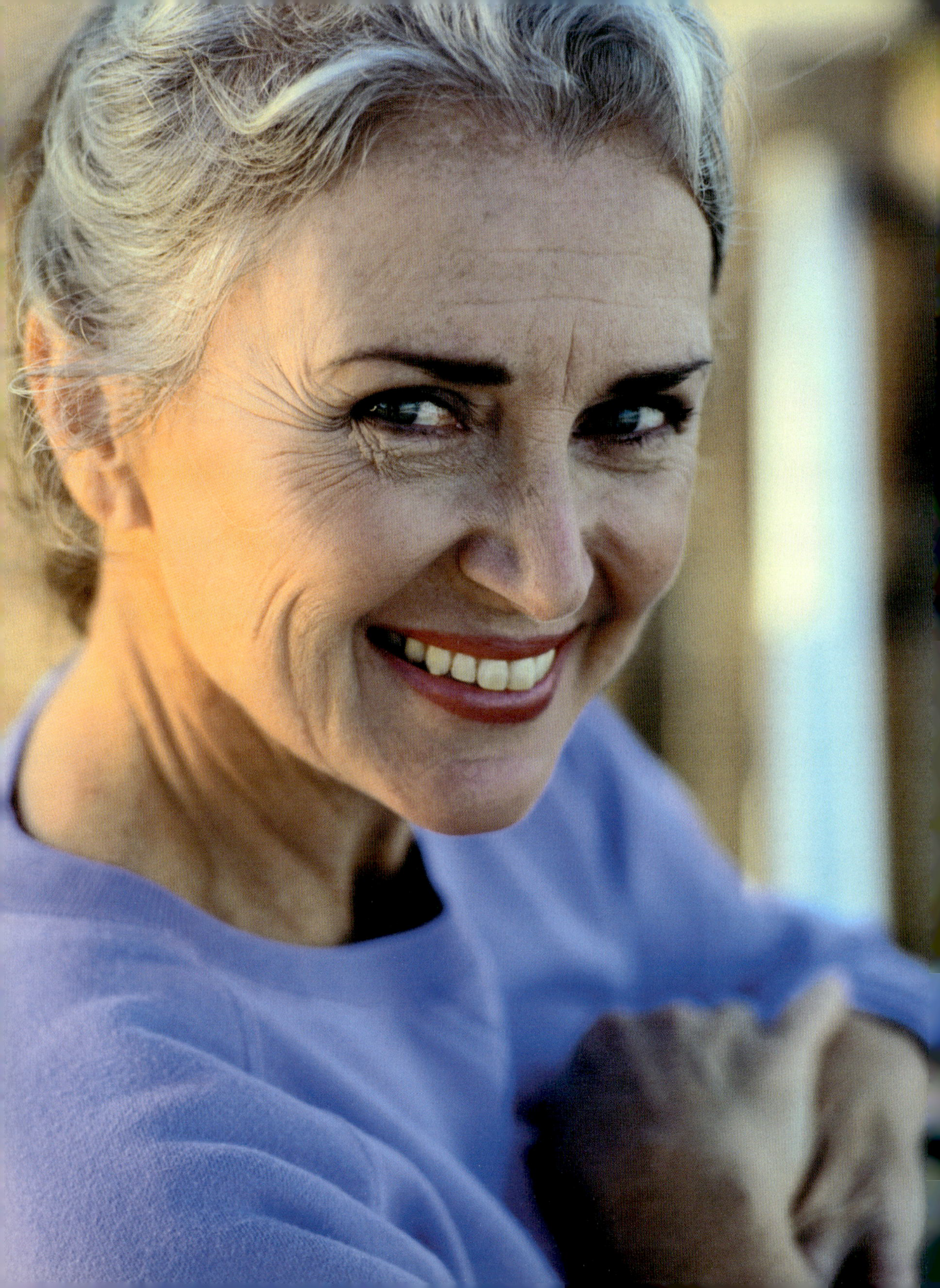

Arthrose – *Krankheit mit vielen Ursachen*

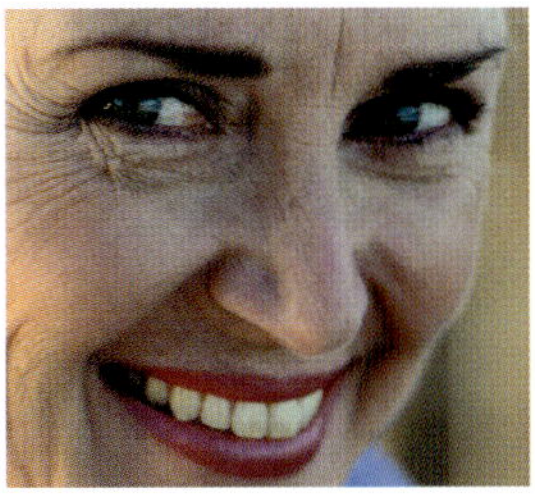

Altern ist nicht der einzige Grund

Im Lauf des Lebens verliert die knochenschützende Gelenkknorpelschicht an Qualität, wobei nicht zwangsläufig Beschwerden auftreten müssen. In diesem Fall sprechen die Fachleute von einem Altersgelenk, das durch die so genannte ruhende Arthrose charakterisiert ist. Damit stellt das Alter zwar einen entscheidenden, aber nicht den alleinigen Risikofaktor dar.

Die primäre Arthrose

Die Arthrose kann viele Ursachen haben (siehe Tabelle 8). Grundlegend unterscheidet man zwei Formen: Bei der primären Arthrose handelt es sich um einen langsam fortschreitenden nicht entzündlichen Prozess, der vorzugsweise die stark beanspruchten Gelenke wie Knie-, Hüft-, Handgelenke und die Wirbelsäule betrifft. Hier spielt vermutlich die familiäre Veranlagung eine Rolle. Untersuchungen des Erbguts arthrosebetroffener Familiengenerationen weisen auf einen erblich bedingten Defekt hin.

Auch Übergewicht dürfte hier von entscheidender Bedeutung sein: gerade die viel beanspruchten Knie- und Hüftgelenke müssen häufig einen Druck vom Zehnfachen des Eigengewichts aushalten – jedes Kilogramm zu viel belastet damit zusätzlich die Gelenke. So erhöht sich beispielsweise das Risiko eines Kniegelenkverschleißes durch jedes überschüssige Kilogramm um etwa 14 Prozent. Jahrelang bestehendes Übergewicht kann zudem zu einer Überdehnung der Gelenkbänder führen. Die notwendige straffe Bandführung des Gelenks

Übergewicht ist eine Last für die Gelenke!

ist dann nicht mehr gegeben, was – auf längere Sicht – auch den Gelenkknorpel in Mitleidenschaft zieht. Übergewicht im mittleren und höheren Lebensalter stellt hierbei, statistischen Erhebungen zufolge, das größte Risiko dar. Umgekehrt gibt es Hinweise auf eine Verminderung des Arthrose-Risikos durch Gewichtsreduktion (siehe hierzu auch Seite 100 ff.).

Was ich Ihnen rate

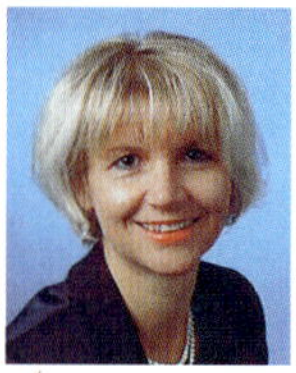

Achten Sie auf Ihr Gewicht! Denn bei Übergewicht leiden besonders die ohnehin stark beanspruchten Gelenke: Kniegelenke, Fußgelenke, Hüftgelenke, Wirbelsäule.

Jedes Kilogramm zu viel belastet die Gelenke zusätzlich.

Die sekundäre Arthrose

Die sekundäre Arthrose ist eher bei jüngeren Menschen zu finden und kann sich durch zusätzliche Faktoren wie Unfälle, Sportverletzungen, Fehlstellungen, Stoffwechselstörungen (z. B. Diabetes mellitus) oder Infektionen (z. B. durch Zecken) einstellen.

Auch hormonelle Einflüsse sind von Bedeutung, denn nur damit ist zu erklären, dass Frauen jenseits der Wechseljahre deutlich häufiger an Arthrose erkranken und die Einnahme von Hormonen in diesem Zeitraum zu einer Abnahme des Risikos führt.

Tabelle 8: Mögliche Ursachen für Arthrose

Ursachen	Beispiele
Bewegungsmangel	
erbliche Veranlagung	
Entzündungsvorgänge	rheumatoide Arthritis
Fehlstellungen	Hüftgelenkdysplasie (Hüftgelenkluxation)
	X- und O-Beine
	jugendliche Hüftkopflösung
Hormonmangel (Frauen)	
Infektionen	Zecken
	Streptokokken
	Viren
Mikrotraumen	
Stoffwechselstörungen	Diabetes mellitus
	Gicht, Pseudogicht
Überbelastungen	im Beruf
	beim Sport
Übergewicht	
Unfälle mit Gelenkverletzungen und Knorpelbrüchen	

Bewegung ist gut – dauerhafte Überlastung nicht

Die Bewegung des Gelenks ist die wichtigste Voraussetzung für dessen Nährstoffversorgung und damit für die Gesunderhaltung. Wird nun aber ein Gelenk, z. B. beruflich bedingt, durch die sich ständig wiederholende Inanspruchnahme überbelastet, kommt es zwangsweise zu vorzeitigen Abnutzungserscheinungen. Damit ist zu erklären, warum Schwerarbeiter generell öfter unter Gelenkverschleiß leiden als Menschen mit einer Schreibtischtätigkeit.

Solche Beobachtungen hat man beispielsweise bei Pressluftbohrarbeitern gemacht, die häufig eine Arthrose des Ellenbogen- und des Schultergelenks aufweisen. Die Anerkennung der Ursache (Fehl-, Überbelastung) findet bei den Betroffenen ihren Niederschlag in der Anerkennung als Berufskrankheit.

Bei Thailänderinnen, wo das Arbeiten in Hockstellung üblich ist, kann man gehäuft eine Arthrose der Kniegelenke nachweisen. Arthrotische Veränderungen des Ellenbogen-, Kniegelenks und der Fingergelenke treten bei Hafen- und Grubenarbeitern und bei Arbeitern der Textilindustrie vermehrt auf.

Bewegung ist gut für die Gelenke, Sportarten, die mit ruckartigen Bewegungen einhergehen, allerdings weniger. Achten Sie daher gerade bei solchen Sportarten wie Tennis auf eine saubere und kontrollierte Ausführung der Bewegungen.

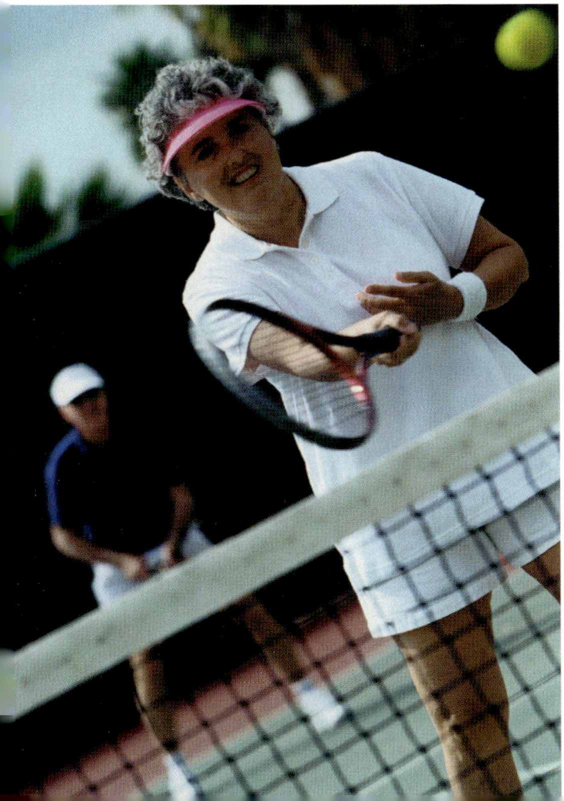

Was ich Ihnen rate

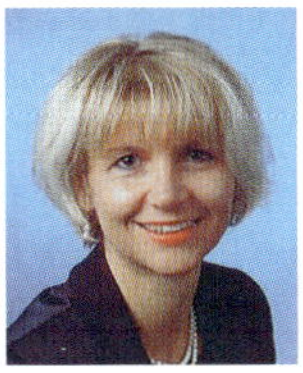

Sport ist gesund, aber nur wenn bestimmte Verhaltensregeln eingehalten werden. Da der Stoffwechsel des Gelenkknorpels nur bei einer Temperatur von 38,5 bis 39 Grad Celsius optimal arbeitet, sind entsprechende Maßnahmen zu ergreifen. Aufwärmphasen (Warm-up ca. 20 Minuten), Auskühlphasen (Cool-down ca. 20 bis 30 Minuten) und Kälteschutz bei entsprechend kalten Außentemperaturen sind für die Herabsetzung der Verletzungsgefahr wichtig.

Auch die häufig vorkommende Daumensattelgelenkarthrose ist eher bei der Arbeiterhand als bei Menschen mit geistigen Tätigkeiten zu beobachten. Im Zeitalter der Computer (früher: Maschinenschreiben) kann die Arthrose des Daumengelenks allerdings auch bei Büroarbeitern beobachtet werden.

Auf die richtige Bewegung kommt es an: Permanente Überbeanspruchung der Gelenke schützt nicht, sondern fördert den Gelenkverschleiß.

Auch bei Sportlern kommt Gelenkverschleiß vor. So leiden Tennisspieler beispielsweise häufig an Schultergelenkarthrosen, da dieses Gelenk durch Aufschlag und hohe Bälle stark beansprucht wird. Auch bei anderen Leistungssportlern (z. B. Fußballprofis) treten gehäuft Arthrosen auf, allerdings meist in Zusammenhang mit Verletzungen.

Knochenbrüche und Sportunfälle

Nicht wenige Fälle von Arthrose sind auf schlecht ausgeheilte Sportverletzungen zurückzuführen. Gefährlich sind beispielsweise Brüche, bei denen die Gelenkfläche beschädigt wird. So können Brüche des Unterschenkels mit Beteiligung des Sprunggelenks oder Ellenbogen- und Oberarmbrüche Fehlstellungen hinterlassen, die, als Folge von Fehlbelastung, einen sehr frühzeitigen Gelenkverschleiß verursachen. Gelenke heilen besonders langsam, in der Regel benötigen sie für den Heilungsprozess mindestens drei Monate (siehe Tabelle 9). Wichtig ist hier die fachgerechte Einrichtung des Bruches und die ausreichend lange Fixierung der gebrochenen Teile. Auch nicht erkannte bzw. unzureichend behandelte Bänderrisse können in eine Arthrose münden.

Etwa ein Drittel aller Arthrosefälle treten als Spätfolgen eines Unfalls mit direkter oder indirekter Verletzung des Gelenks auf.

Verletzungen im Alltag und beim Sport sind häufiger als vielfach angenommen: Jährlich ereignen sich 4,5 Millionen Unfälle zu Hause und in der Freizeit. Dazu kommen 2 Millionen Berufsunfälle/Jahr und etwa eine halbe Million Verkehrsunfälle! Besonders unfallträchtig sind Sportarten wie Fußball, Ski alpin, Hand- und Volleyball, Leichtathletik und Eishockey.

Interessanterweise tritt die Kniegelenkarthrose bei Fußballspielern vorwiegend in Zusammenhang mit Meniskusverletzungen auf (als Meniskus werden elastische Knorpelstückchen im Kniegelenk bezeichnet). Eine Untersuchung mit Athleten zeigte, dass die dort vorkommende Sprunggelenkarthrose nur nach Knochen- oder Bänderverletzungen auftritt.

Mikrotraumen

Wissenswert ist, dass auch Kleinstverletzungen weitreichende Folgen haben können. So genannte Mikrotraumen an den Gelenken, die sich besonders bei unkoordinierten Bewegungsabläufen, z. B. infolge Konditionsmängel, oder nach Über- bzw. Fehlbelastungen einstellen können, sind ebenfalls für einen Großteil der Gelenkarthrosen verantwortlich. So vermutet man, dass die bei Fußballspielern öfter auftretende Arthrose der Knie-, Sprung- und Großzehengrundgelenke ihre Ursache auch in wiederholten, unbemerkten Mikroverletzungen des Gelenkknorpels haben kann.

Was ich Ihnen rate

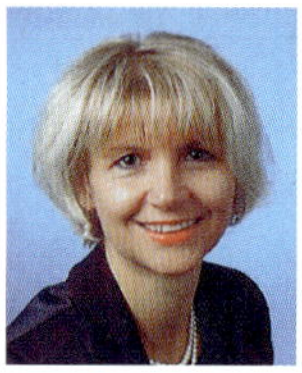

Bei allen Sportverletzungen ist darauf zu achten, eine angemessene Schonfrist – auch bei bereits bestehender Schmerzfreiheit – einzuhalten. Erfolgt eine zu frühe Wiederbeanspruchung des betroffenen Gelenks, wird dieses geschädigt, und der Heilungsprozess verzögert sich. Auch ist zu berücksichtigen, dass die beginnende Belastung nur langsam gesteigert werden sollte.

Tabelle 9: Durchschnittliche Heilungsdauer diverser Gewebeverletzungen

Gewebe	Heilungsdauer
Haut	1 Woche
Muskel	3 Wochen
Sehnen	6 Wochen
Gelenke	3 Monate

Fehlstellungen der Gelenke

Fehlbildungen des Gelenks können angeboren sein oder sich während des Wachstums im Kindes- oder Jugendalter einstellen. Man spricht in diesen Fällen auch von präarthrotischen Veränderungen. Zu den angeborenen Formstörungen zählt die Hüftgelenkdysplasie oder Hüftgelenkluxation, die bei zwei bis fünf Prozent aller Neugeborenen auftritt. Während bei einem normalen Hüftgelenk der Hüftkopf nach dem Schlüssel-Schloss-Prinzip von der Gelenkpfanne richtig umschlossen wird, ist dies bei der Hüftgelenkdysplasie (wörtlich: fehlgeformt) nicht bzw. nur unzureichend möglich: Als Folge einer Reifungsstörung sind eine oder beide Hüftpfannen nicht vollständig ausgebildet, was – unbehandelt – zu weiteren Fehlentwicklungen des Beckens und der umliegenden Muskulatur führt. Gehstörungen, Beinverkürzung, Hinken, Hüftschmerzen und frühzeitig (bereits ab dem 20. Lebensjahr) einsetzende Arthrose können die Folge sein. Bis zu 40 Prozent der sekundären Hüftarthrosen sind auf eine unbehandelte Hüftluxation zurückzuführen.

Im Rahmen von Wachstumsvorgängen kann es bei Jugendlichen vor allem vor oder während der Pubertät zu einem fehlerhaften Knochen- und Gelenkwachstum kommen. Der Hüftkopf ist über die so genannte Wachstumsfuge (verknöcherte Knorpelzone) mit dem Oberschenkelhals verbunden. Unter dem Einfluss von Wachstumshormonen erfolgt bei dieser Erkrankung ein Abrutschen des Hüftkopfes vom Schenkelhals (Hüftkopflösung). Diese Formstörung kann operativ, über Verdrahtung und Fixierung der Knochenteile behoben werden. Wird die Behandlung unterlassen, muss ebenfalls mit einem vorzeitigen Gelenkverschleiß gerechnet werden.

Je früher Gelenkfehlbildungen korrigiert werden, desto besser.

Zu erwähnen sind noch die X- und O-Bein-Fehlstellungen, die zu einer chronischen Überbelastung eines Gelenkteils führen. Die Belastungslinie der korrekten Beinachse verläuft normalerweise durch die Kniemitte. Im Fall der O-Stellung der Kniegelenke (O-Beine) wird die Innenseite des Gelenks, bei der X-Stellung die Außenseite stärker beansprucht (siehe hierzu auch die Zeichnung auf Seite 44). Nicht nur die einseitige Abnutzung der Kniegelenke, sondern auch Bänderschäden sind die Folge. Durch den einseitigen Abrieb ist die Arthrose quasi vorprogrammiert.

X- und O-Beine erkennt man sehr leicht an einseitig abgetretenen Schuhen: Bei X-Beinen sind die Innenkanten der Schuhsohlen, bei O-Beinen die Außenkanten der Schuhsohlen stärker abgelaufen. Orthopädische Schuhe, Einlagen und krankengymnastische Übungen können eine Entlastung bewirken.

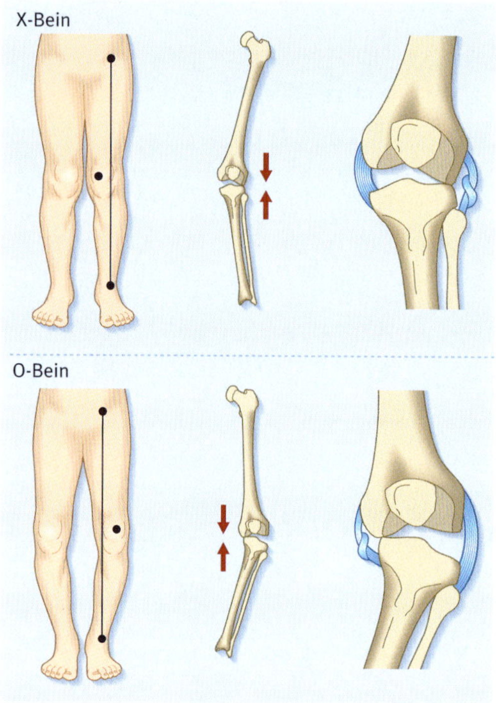

X- und O-Beine sind im Kindesalter bis zu einem gewissen Grad normal, später sollten solche Fehlstellungen zur Vermeidung einer einhälftigen Kniearthrose korrigiert werden. Das Operationsverfahren wird als Umstellungs-Osteotomie bezeichnet.

Was ich Ihnen rate

Durch eine körperliche Untersuchung und eine

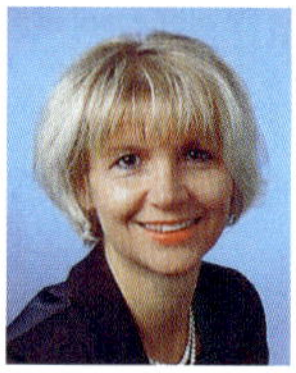

Ultraschallaufnahme kann eine Hüftgelenkdysplasie bereits kurz nach der Geburt festgestellt werden. Machen Sie bei Ihren Kindern von dieser Möglichkeit Gebrauch und ergreifen Sie gegebenenfalls sofort geeignete Maßnahmen (z. B. Spreizhose). Dann haben Sie gute Chancen, dass der angeborene Defekt vollständig ausheilt.

Begünstigung der Arthrose durch Wohlstandskrankheiten

Diabetes mellitus – wenn dem Körper das Insulin ausgeht

In den Industrienationen hat sich mit einem geänderten Ernährungsverhalten auch die Häufigkeit von Zivilisationserkrankungen erhöht. So leiden derzeit etwa 7 Millionen Bundesbürger an der Zuckerkrankheit, Diabetes mellitus. Neben vielen Begleiterscheinungen dieser Erkrankung, wie beispielsweise Gefäß- oder Nervenschäden, liegen auch Hinweise auf ein erhöhtes Arthroserisiko vor, welchem bislang zu wenig Beachtung geschenkt wurde.

Untersuchungen ergaben, dass bei 20 Prozent der Diabetiker eine Arthrose vorliegt. Man vermutet, dass die Störung der Zucker- oder Glucoseverwertung auch weitreichende Konsequenzen für die Knorpelstruktur hat. Glucose wird schließlich als Baustoff für die Herstellung der Proteoglykane, speziell der Glucosaminglykane benötigt. Zudem leiden Diabetiker häufig an Gefäßerkrankungen als Folge einer Arterienverkalkung. Solche Ablagerungen in den Blutgefäßen behindern den Blutstrom, und dadurch ist möglicherweise auch der für den Gelenkknorpel so notwendige Nährstofftransport zur Gelenkinnenhaut beeinträchtigt. Ein weiteres Phänomen, welches hier eine Rolle spielen könnte, betrifft die bei Diabetikern auftretenden Nervenschäden, die für ein reduziertes Schmerz-

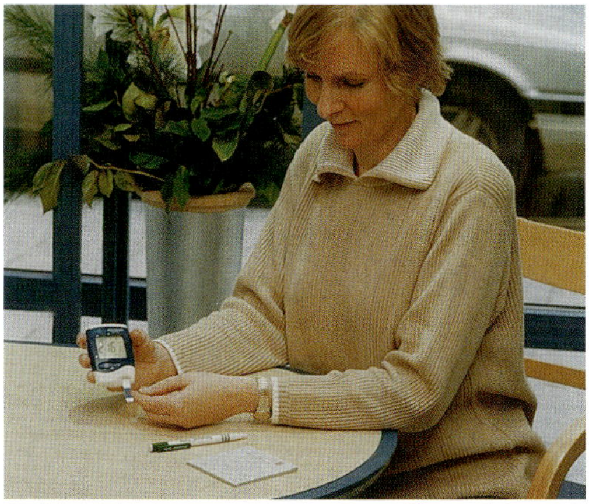

Diabetes mellitus ist heutzutage gut therapierbar. Probleme bereiten noch immer die Begleiterscheinungen und Spätkomplikationen wie Gefäß- und Nervenschäden, Augen- und Nierenerkrankungen. Auch Arthrose tritt bei Diabetikern gehäuft auf.

empfinden verantwortlich sein können. Damit ist das natürliche Frühwarnsystem des Körpers herabgesetzt, und Über- bzw. Fehlbelastungen können sich einstellen, ohne dass sie als Schmerz wahrgenommen werden. All diese genannten Faktoren begünstigen degenerative Verschleißerscheinungen, der Arthrose wird durch die diabetische Stoffwechsellage Vorschub geleistet.

Gicht

Die Gicht, Arthritis urica, ist eine Stoffwechselerkrankung, die als Folge der allgemeinen Überernährung betrachtet werden muss. Sie tritt bei ein bis zwei Prozent der Bevölkerung auf, wobei Männer 20-mal häufiger betroffen sind als Frauen. Bei dieser Erkrankung erfolgt eine Anreicherung der Harnsäure im Blut, die beispielsweise durch den Genuss von Fleisch vermehrt als Abbauprodukt im Körper anfällt. Übersteigt die Konzentration der Harnsäure im Blut eine gewisse Grenze, kommt es zum so genannten Ausflocken dieses Stoffes in Form kleiner Kristalle. Diese werden nun im Blut transportiert und können sich in den Gelenken festsetzen. Dort lagern sie sich in die Knorpelmatrix ein und schädigen den Gelenkknorpel. Dieser wird spröde und degeneriert zunehmend. Entzündungen, Schwellungen des Gelenks, Überwärmung und massive Gelenkschmerzen sind zusätzliche unangenehme Begleiterscheinungen.

Schädliche Kristalle: Wird im Körper zu viel Harnsäure gebildet, so lagert sich diese in Organen wie Niere, Herz, Gehirn, aber auch in den Gelenken ab.

Solche Gichtanfälle können ein bis zwei Tage nach üppigen (purinreichen) Mahlzeiten auftreten (siehe Tabelle 10) – häufig nachts. Sie betreffen meist die große Zehe, das Knie- oder das Ellenbogengelenk. Auch Alkohol kann die schmerzhaften Gichtanfälle auslösen, da Alkohol die Harnsäureausscheidung der Niere behindert und damit die Anhäufung der Substanz im Blut begünstigt. Treten die Anfälle gehäuft auf, so werden Knorpel und Knochen zunehmend geschädigt. Untersuchungen ergaben, dass 80 Prozent der chronischen Gichtpatienten von Arthrose betroffen sind.

Bei der so genannten Pseudogicht beobachtet man – wie bei der echten Gicht – Schädigungen des Gelenkknorpels, welche mit Schwellungen und Schmerzen einhergehen, die allerdings nicht auf der Ablagerung von Harnsäurekristallen beruhen. In diesem Fall sind es Calciumkristalle, die sich – aus noch unerklärlichen Gründen – in das Knorpelgewebe einlagern, zu einer Verkalkung des Knorpels (Chondrokalzinose) führen und durch den Elastizitätsverlust zur Arthrose beitragen. Von der Pseudogicht sind vor allem Knie-, Hand- oder Wirbelsäulengelenke betroffen.

Was ich Ihnen rate

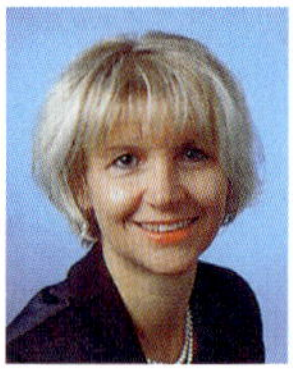

- Gichtgelenke sollten nicht allzu großer Kälte ausgesetzt werden, da diese die Ablagerung der Harnsäurekristalle begünstigt.
- Achten Sie auf eine purinarme Kost und trinken Sie nicht zu viel Alkohol.
- Denken Sie daran, dass bereits mäßig erhöhte Harnsäurewerte, die noch keinen Gichtanfall auslösen, die Gelenke reizen und die Entzündungsbereitschaft erhöhen können.

Tabelle 10: Beispiele für purinreiche (gichtfördernde) Lebens- und Genussmittel
einige Fischsorten (z. B. Ölsardinen)
Fleisch
einige Gemüsesorten (z. B. Brokkoli, Rosenkohl)
Innereien
Schokolade
Wurstwaren

Bakterielle Infektionen

Es gibt grundlegend zwei Möglichkeiten, wie Bakterien in den Körper und dort an bzw. in die Gelenke geraten können: Ausgehend von einem Entzündungsherd (z. B. einer Zahnentzündung) werden die Krankheitserreger über die Blutbahn zu den verschiedenen Geweben, u. a. auch zu den Gelenken geschleust. Der zweite Weg verläuft über eine Verletzung der Haut, die minimal sein kann. Beispielsweise genügt unter Umständen bereits ein Einstich mit einer Nadel (z. B. Spritze), um den Bakterien Zutritt zum Gelenk zu verschaffen. Solche Injektionen oder auch Gelenkpunktionen, die zu diagnostischen Zwecken durchgeführt werden, bergen daher immer das Risiko der bakteriellen Infektion.

Das betroffene Gelenk setzt sich ob der Eindringlinge in gewohnter Manier zur Wehr: Vernichtungszellen werden ausgesandt, die aggressive Stoffe zur Beseitigung der Bakterien absondern, was natürlich auch den empfindlichen Knorpelsubstanzen zusetzt. Eventuell bildet sich Eiter (s. u.), der zusätzlich knorpelschädigende Stoffe enthält und den Gelenkverschleiß mitverursacht.

Zeckeninfektionen

Im Jahr 1975 wurden in der amerikanischen Stadt Lyme erstmals mysteriöse Erkrankungen der Gelenke – vorwiegend der Knie- und Sprunggelenke – beobachtet, die mit starken

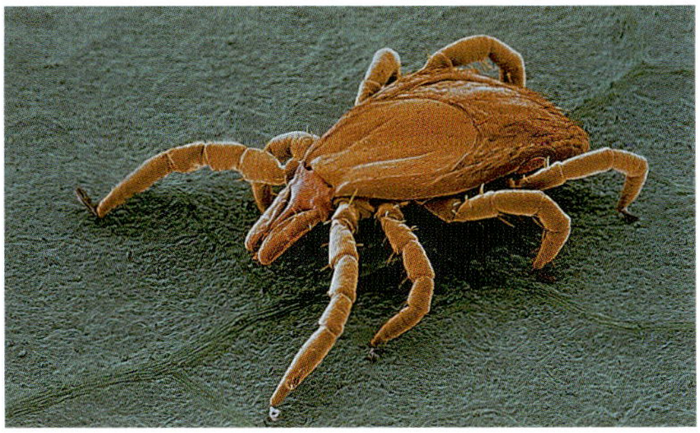

Eine Zecke in einer rasterelektronen-mikroskopischen Aufnahme

Entzündungen einhergingen. Erst 1981 gelang es mit der Entdeckung der Zeckenbakterien (Borrelien), die Ursache für diese Form der Gelenkerkrankung dingfest zu machen.

Zecken kommen als Überträger demnach nicht nur für Hirnhautentzündung und andere gesundheitliche Probleme (z. B. Lebererkrankungen) infrage, sondern auch als Auslöser für Gelenkbeschwerden. Die gefürchtete Borreliose äußert sich u. a. auch durch Entzündungen des Gelenks, die – unbehandelt – degenerative Gelenkprozesse einleiten können. Die Übertragungswahrscheinlichkeit der Borrelien steigt mit zunehmender Zeckenkontaktzeit an.

Was ich Ihnen rate

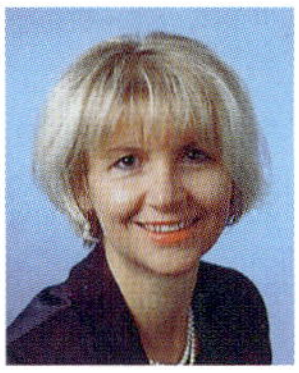

Gelingt es, die Zecke (fachgerecht mit einer Pinzette, ohne Quetschen des Tierleibs) innerhalb der ersten 24 Stunden nach dem Stich zu entfernen, so ist das Infektionsrisiko relativ gering. Eine ärztliche Konsultation mit eventuell nachfolgender Blutuntersuchung ist ratsam.

Scharlach- und Eiterbakterien

Auch Scharlachbakterien (hämolysierende Streptokokken) können den Gelenken übel mitspielen und über entzündliche Prozesse arthrotische Veränderungen des Gelenks hervorrufen. Besonders problematisch sind außerdem Eitererreger (vor allem Staphylokokken), die durch eitrige Wunden über den Blutstrom zum Gelenk gelangen und dort den Gelenkknorpel angreifen können.

Arthritis kann Arthrose verursachen

Rheumatoide Arthritis: Wenn das Immunsystem gegen körpereigene Stoffe vorgeht. Hier ist die Entzündung die Ursache, während bei der Arthrose die Entzündung eine Folge des Gelenkverschleißes ist.

Sowohl die degenerative Gelenkerkrankung (Arthrose) als auch die entzündlichen Formen (Arthritiden) gehören den Erkrankungen des rheumatischen Formenkreises an. Die Arthritis (auch: rheumatoide Arthritis, chronische Polyarthritis) wird nicht nur wegen des ähnlich klingenden Namens häufig mit der Arthrose verwechselt. Denn bei dieser Rheumaform können Gelenkschwellungen und -entzündungen auftreten, die allerdings eine völlig andere Ursache als bei der Arthrose haben. Die Arthritis ist durch eine langsam fortschreitende, entzündliche Wucherung der Gelenkinnenhaut charakterisiert, die durch eine Fehlsteuerung des Immunsystems (sog. Autoimmunerkrankung) hervorgerufen wird. Aus bislang ungeklärten Gründen wehrt sich der Körper gegen körpereigenes Gewebe und greift das Gelenk an. Die Gelenkinnenhaut reagiert mit aggressivem Wachstum, welches die Überwucherung des gesamten Knorpels nach sich ziehen kann. Der Knorpel und die darunter liegenden Knochen werden zerstört, die Gelenke verkrüppeln. Dieser schmerzhafte Prozess kann zu massiven Bewegungseinschränkungen führen. Das beeinträchtigt nicht nur die persönliche Lebensqualität, sondern hat auch weitreichende finanzielle und soziale Konsequenzen.

Zum Einsatz kommen hier bestimmte Medikamente (Antirheumatika), mithilfe derer es vielfach gelingt, das gestörte immunologische Gleichgewicht wieder ins Lot zu bringen oder aber zumindest die Schmerzen und die Entzündung zu begrenzen.

Zur Abgrenzung von Arthritis und Arthrose (siehe Tabelle 11) dienen neben diversen Laborparametern (z. B. Rheumafaktoren) auch Charakteristika wie die Symmetrie der Gelenkbeschwerden oder die Anzahl der betroffenen Gelenke. Bei der Arthrose liegen häufig nur an einem Gelenk Beschwerden vor. Eine Ausnahme ist die Fingerpolyarthrose, die gleichzeitig mehrere Fingergelenke (allerdings Endgelenke) an beiden Händen betrifft.

Tabelle 11: Arthritis und Arthrose sind zwei verschiedene Krankheiten

Arthritis	Arthrose
Erkrankungsalter	
Kinder oder Erwachsene ab dem 25. bis 50. Lebensjahr	ab dem 30. bis 40. Lebensjahr
Geschlecht	
bevorzugt bei Frauen	bei Frauen und Männern gleichermaßen
Anzahl der betroffenen Gelenke	
meist mehrere	meist eines
Lokalisierung	
meist zunächst Fingergelenke, aber alle anderen Gelenke möglich	in erster Linie Knie- und Hüftgelenke
Symmetrie	
betrifft häufig beide Körperseiten	häufig einseitig
Entzündung	
Ursache der Gelenkzerstörung	Folge der Gelenkzerstörung
Laborparameter, Rheumafaktoren	
positiv	negativ
allgemeine Begleiterscheinungen	
Fieber, Müdigkeit, Appetitlosigkeit	keine sonstigen Symptome

- **Mehr als die Hälfte der Patienten mit aktiver rheumatoider Arthritis sind zehn Jahre nach der Erstdiagnose arbeitsunfähig.**
- **Die Zahl der Frühverrentungen infolge rheumatischer Erkrankungen, zu denen auch die rheumatoide Arthritis zählt, hat sich innerhalb der letzten 14 Jahre verdoppelt. Jede zweite Kur wird aufgrund einer Rheumaerkrankung verordnet.**
- **Der Erkrankungsgipfel liegt etwa beim 40. Lebensjahr.**
- **Frauen sind von der rheumatoiden Arthritis dreimal häufiger betroffen als Männer.**

Nagen freie Radikale auch an den Gelenken?

Das aktivierte arthrotische Gelenk versucht über die Ansammlung von Fresszellen für die Beseitigung des anfallenden Gelenkmülls (Abrieb) zu sorgen. Diese Zellen, die den weißen Blutkörperchen zuzuordnen sind, senden zur Vernichtung des Abfalls aggressive Stoffe aus – u. a. so genannte freie Radikale. Diese werden auch von den geschädigten Gewebeteilchen des Gelenks selbst produziert.

Freie Radikale sind zellgiftige, reaktionswütige winzige Waffen, die grundlegend alle Körpergewebe, aber auch das Gelenk zusätzlich schädigen. Sie zeichnen sich durch ein fehlendes Elektron (negativ geladenes Teilchen) aus, was diese Angreifer zu äußerst unzufriedenen Winzlingen macht. Auf der Suche nach der glücklich machenden Paarung entreißen sie den umliegenden Gewebeteilchen ein solches Elektron. Der bestohlene Partner begibt sich nun seinerseits auf die Elektronenjagd, so wird letztlich eine Kettenreaktion ausgelöst, die das Gewebe gefährlich verändern oder zerstören kann. Knorpelbausteine wie Kollagene und Proteoglykane werden von den freien Radikalen besonders leicht angegriffen (oxidiert) und dadurch in ihrer Struktur verändert und geschädigt.

Da wir das entzündliche Geschehen in den Gelenken nicht aktiv beeinflussen können und damit auch die Freisetzung der schädlichen freien Radikale nicht verhindern können, bedarf es spezieller Schutzmechanismen, um diese Waffen in Schach zu halten. Hier müssen in erster Linie die Radikalefänger, wie beispielsweise Vitamin E oder Vitamin C, genannt werden, welche die Angreifer unschädlich machen und somit für eine Schadensbegrenzung im Gelenk sorgen (siehe Seite 60 f.). Aber auch die knorpeleigenen Stoffe – die Glucosaminsulfate – haben erstaunlicherweise die Eigenschaft, freie Radikale in ihre Schranken zu weisen bzw. dafür zu sorgen, dass im Verlauf des entzündlich-degenerativen Prozesses weniger von diesen Schadteilchen freigesetzt werden (siehe Seite 54 f.). Da im Zuge der Abnutzungserscheinungen Glucosaminsulfate verloren gehen, muss das arthrotische Gelenk auf diesen Schutz weitgehend verzichten.

Freie Radikale: Aggressive Winzlinge lösen eine gefährliche Kettenreaktion aus.

Ist der Gelenkverschleiß erst einmal in Gang, tun die im Gelenk freigesetzten freien Radikale ihr Übriges: Diese winzigen Geschosse zerstören zusätzlich wichtiges Gelenkmaterial wie Kollagen und Proteoglykane und verstärken damit den Gelenkverschleiß.

Freie Radikale können nicht nur die Arthrose verschlimmern, sondern auch andere Gewebe attackieren: Arteriosklerose, Krebs, grauer Star, Alzheimer und viele andere Erkrankungen gehen u. a. auch auf das Konto der aggressiven Winzlinge.

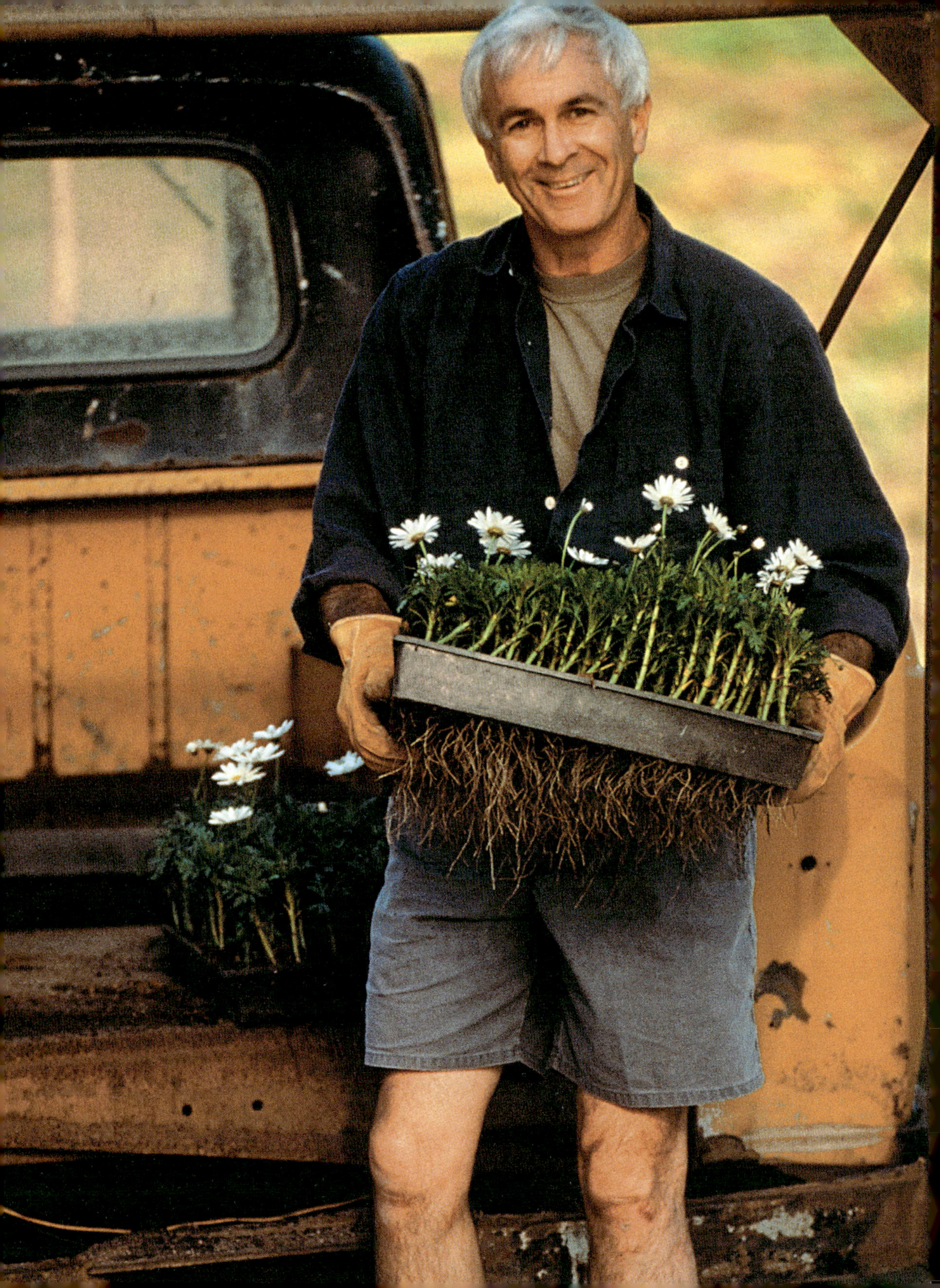

Gelenkverschleiß – *kein Grund zur Mutlosigkeit*

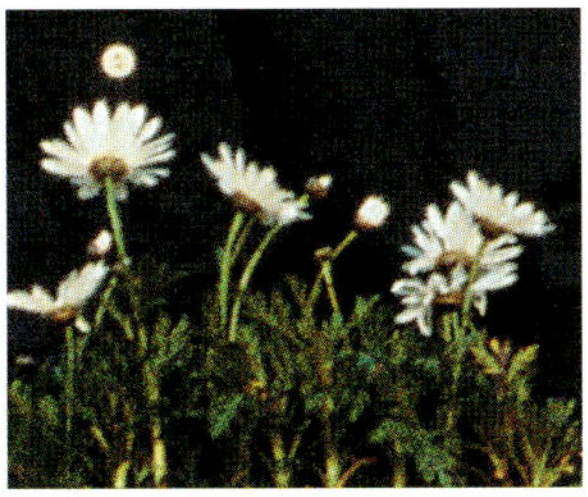

Ist Heilung möglich?

Ganz gleich, wodurch die Arthrose letztlich bedingt ist, werden keine geeigneten Maßnahmen ergriffen, schreitet sie unaufhaltsam fort. Während man noch vor wenigen Jahrzehnten die Erkrankung als gegeben hinnehmen musste, gibt es heutzutage völlig andere Erkenntnisse. Sie müssen nicht damit leben, denn es gibt Hilfe.

Erschwert wird eine mögliche Heilung des geschädigten Knorpels durch die Tatsache, dass dieser nicht an die Blutgefäße angeschlossen ist. Denken Sie einmal an eine Wunde der Haut: an der verletzten Stelle erfolgt relativ rasch eine Verklumpung des Blutes und Schorfbildung, die Wunde schließt sich innerhalb kürzester Zeit. Der Knorpel hingegen kann nicht bluten und keinen Schorf bilden, der den Heilungsprozess fördern könnte.

Interessant waren in diesem Zusammenhang Beobachtungen, die vor wenigen Jahren in der Schweiz gemacht wurden: Arthrotisch veränderte, aufgeraute Gelenke wurden im Rahmen einer Operation mit einem künstlichen Gerinnungspfropfen versehen. Diesem waren, in verkapselter Form, bestimmte biologische Stoffe (Wachstumsfaktoren) beigegeben worden. Gespannt wartete man nun darauf, ob dieser Heilungsprozess, der bis dahin unmöglich schien, funktionieren würde.

Verzweifeln Sie nicht! Die zu früheren Zeiten vorherrschende Lehrmeinung, Arthrose sei nicht heilbar, wurde durch neue Untersuchungen widerlegt.

Die Entnahme der Gewebeprobe nach zwei Monaten führte zu einem erstaunlichen Ergebnis. Das behandelte Knorpelgewebe war dem

Gesundungsprozess bereits sehr nahe gekommen: die Risse, Knorpelfransen und Verletzungen waren fast zur Hälfte mit einer Knorpelzellvorstufe gefüllt, die bereits neue Knorpelzellen gebildet hatte. Nach einem Jahr zeigten diese neuen Knorpelbezirke bei einer weiteren mikroskopischen Untersuchung keinerlei Unterschied mehr zu den gesunden Knorpelbereichen. Dieses Ergebnis war für die Fachwelt sensationell: Oberflächliche Knorpelwunden, die sich bis dahin bezüglich einer Gesundung als besonders schwierig gestalteten, waren vollständig – ohne Narbenbildung – unter der Ausbildung neuer Knorpelzellen heilbar!

Bereits ältere Untersuchungen, die zu Beginn der Neunzigerjahre durchgeführt wurden, hatten Ergebnisse zutage gebracht, die auf einen Regenerations- bzw. Reparaturprozess im geschädigten Knorpel schließen lassen.

Wir haben gehört, wie wichtig die regelmäßige (nicht belastende) Bewegung der Gelenke für deren Nährstoffversorgung ist. Die Gelenkschmiere des Gelenkspalts liefert die notwendigen knorpelerhaltenden Eiweißstoffe, Nährenzyme und Zuckerstoffe. Und nur bei Bewegung werden diese Aufbaustoffe in die Gelenkflüssigkeit gepresst.

Für das arthrotische Gelenk aber ist vor allem die Bewegung ohne Belastung bedeutsam. Die angesprochenen Untersuchungen befassten sich nun mit dem Einfluss der langsamen und andauernden Bewegung des Gelenks ohne

Sensationelle Ergebnisse zeigen, dass der Gelenkknorpel kein totes Gewebe, sondern grundlegend mit der Fähigkeit zur Regeneration ausgestattet ist. Das hielten selbst führende Wissenschaftler lange Zeit für unmöglich. Neuere Untersuchungen am geschädigten, mithilfe künstlicher Gerinnungspfropfen aktivierten Knorpel belegen die Möglichkeit zur Heilung.

Knorpelschäden können heilen! Bewegung ohne Belastung fördert die Knorpelheilung.

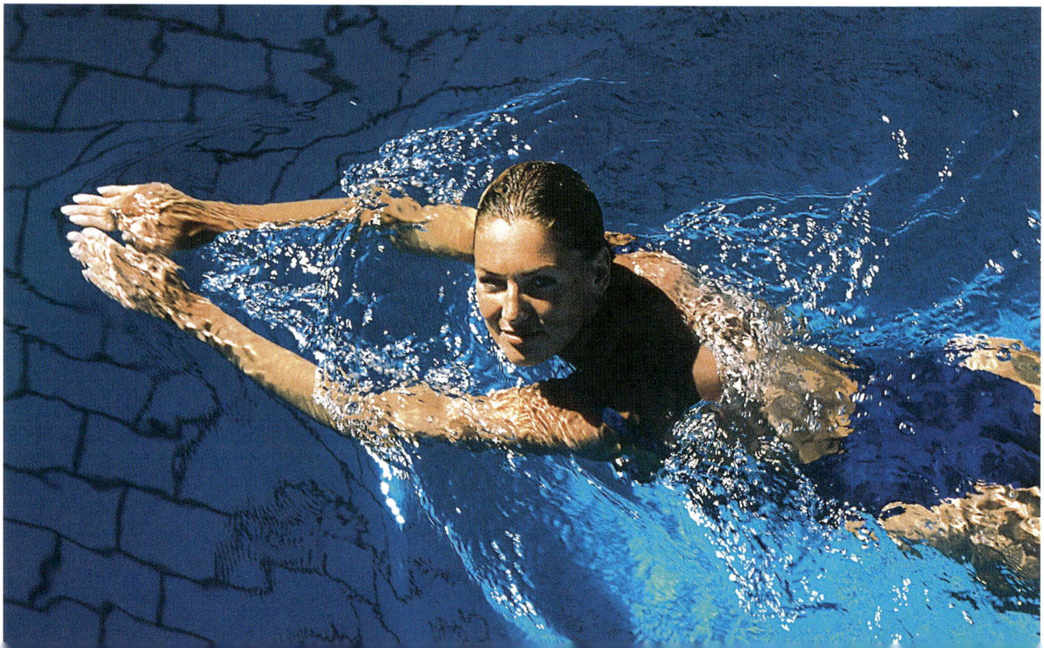

Kraftanwendung. Da man eine Regeneration verletzter Knorpelflächen früher für völlig unmöglich hielt, wurden nur Fälle mit kleineren und nicht allzu tiefen Knorpelschäden ausgewählt. Nach mehreren Wochen wurden mikroskopische Aufnahmen der betroffenen Knorpelstellen gemacht. Diese Bilder belegten die grundsätzliche Regenerations- und Heilfähigkeit des geschädigten Knorpels: Durch die Bewegungsanwendung gelang in mehr als der Hälfte der Fälle eine nachweisbare, vollständige Ausheilung – die früheren Schadstellen waren vom gesunden Knorpelgewebe nicht mehr zu unterscheiden!

Man kann nicht früh genug beginnen

Unser Körper funktioniert nach biologischen Grundregeln: Auf- und Abbauvorgänge laufen parallel und hängen vielfach voneinander ab. Auch Abnutzungserscheinungen und Regenerationsprozesse stehen bis zu einem gewissen Grad im Gleichgewicht. Äußere (z. B. Stöße, Brüche, Medikamente) und innere Faktoren (z. B. Erbanlagen, Hormone, bestimmte Abwehrstoffe, Alter) können dieses Gleichgewicht empfindlich stören. Irgendwann überwiegt der Abbau die Reparatur des Knorpels, das Gleichgewicht ist zugunsten des Knorpelverlusts verschoben. Dabei hat die individuelle Disposition Einfluss auf die Reparaturvorgänge des Gelenkknorpels. Nur so ist zu erklären, dass jemand mit leichten arthrotischen Beschwerden im Kniegelenk kaum laufen kann, während ein anderer mit schweren Verschleißerscheinungen noch Sport treibt.

Wie bereits geschildert, ist der Ausgangspunkt jeder Arthrose ein Schaden im Knorpelüberzug (Knorpelglatze), der zwar im Röntgenbild bereits erkennbar ist, aber noch nicht mit Schmerzen verbunden sein muss. Diese Vorgänge kennzeichnen das Frühstadium der Arthrose. Die Abnutzung des Knorpels ist zunächst auf die Oberfläche beschränkt, später kommt es auch zu Veränderungen an Knochenbezirken, die direkt unter den geschädigten Knorpelteilen liegen. Zur Schädigung von Knorpel- und Knochengewebe gesellen sich später Entzündungsvorgänge, die in der oben beschriebenen Weise zu Schwellungen und Schmerzen des betroffenen Gelenks führen. Im Spätstadium ist der schützende Gelenkknorpel im erkrankten Bereich vollständig abgenutzt, wodurch der freigelegte, ungeschützte Knochen direkt auf den Knochen der Gegenseite reibt. Der Ort der Nährstoffversorgung und der Abfallentsorgung – der Gelenkspalt mit der Gelenkflüssigkeit – ist verschwunden. In dieser Phase der Erkrankung ist ein Behandlungserfolg sicherlich wesentlich schwerer zu erreichen als zu Beginn der Gelenkabnutzung. Oft bleibt als einziger Ausweg die Operation und der Einsatz eines Kunstgelenks. Lassen sie es nicht so weit kommen!

Warten Sie nicht bis zum Spätstadium! Je früher Sie etwas gegen den drohenden Knorpelschaden unternehmen, desto größer ist die Aussicht auf Besserung bzw. Heilung.

Was ich Ihnen rate

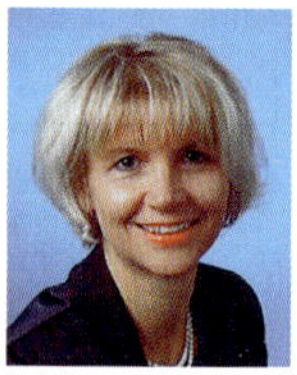

Grundlegend sollten Sie zur Abklärung vorhandener Symptome (z. B. Schwellung, Schmerzen, Rötung) zunächst einen Facharzt (Orthopäden) aufsuchen, denn nicht immer steckt hinter schmerzenden Gelenken eine Arthrose.

Der Gelenkknorpel – Ursprung der Arthrose

Die Knorpelgrundsubstanz wird aus einem Geflecht von Eiweiß- und Eiweiß-Zucker-Bausteinen (Proteoglykane) gebildet, in das die „arbeitenden" Knorpelzellen locker eingebettet sind. Denn diese empfindlichen Chondrozyten sind es ja, welche unermüdlich Nachschub für das Quell- und Füllmaterial liefern: sowohl die Eiweiße als auch die Zuckermoleküle stammen von den Knorpelzellen (siehe Seite 22).

Ein gutes Team: Glucosamin und Chondroitinsulfat fördern knorpelerhaltende Aufbauprozesse und hemmen gelenkschädigende Abbauprozesse.

Mit zunehmendem Alter und auch im Zuge von Abnutzungserscheinungen werden die Knorpelzellen müde, es kommt zu einem Verlust der wasserbindenden Proteoglykane, wobei besonders die Glucosaminglykane betroffen sind. Eine Erniedrigung der Proteoglykan-Konzentration der Knorpelmatrix kann man bereits in sehr frühen Arthrosestadien feststellen. Die Schwammeigenschaften – und damit die Spannkraft des Knorpels – werden vermindert. Der Knorpel verliert seine Stoßdämpferfähigkeit und kann den hohen Druckbelastungen, die auf das Gelenk einwirken, nicht mehr standhalten. Kurz: das Gelenk büßt seine mechanischen Eigenschaften ein.

Der Anteil der Proteoglykane entscheidet über Elastizität und Beanspruchbarkeit des Gelenkknorpels. Bereits zu Beginn einer Arthrose nimmt der Anteil der Proteoglykane ab. Besonders betroffen sind Glucosaminglykane.

Gesunderhaltung, Regeneration und Heilung mit natürlichen Knorpelstoffen

Ein möglicher Therapieansatz besteht daher in der Unterstützung des Gelenkknorpels von außen durch die Zufuhr der fehlenden Proteoglykane. Dieser Stoffgruppe gehören beispielsweise die beiden Verbindungen Glucosamin und Chondroitinsulfat an, die wesentliche Bestandteile unseres Knorpels ausmachen, wobei Chondroitinsulfat überwiegend im jungen Gelenkknorpel zu finden ist.

Glucosamin wird (als Salz) vom Körper gut aufgenommen und kann, wie gezeigt wurde, rasch in das Knorpelgewebe gelangen. Dort dient Glucosamin nicht nur als Baustoff für die Herstellung des Eiweiß-Zucker-Netzwerks im Gelenkknorpel, sondern es regt gleichzeitig die Knorpelzellen zur Bildung von Kollagen und weiteren Knorpelstoffen an (siehe Tabelle 12). Glucosamin ist hier offensichtlich der begrenzende Faktor: Nur wenn ausreichende Mengen von diesem Biostoff im Körper vorhanden sind, werden auch viele Proteoglykane produziert. Zudem konnte man entzündungshemmende Effekte für den Knorpelbaustoff nachweisen: die Freisetzung knorpelschädlicher und verschleißfördernder Enzyme wird durch Glucosamin gehemmt und die Bildung aggressiver, zerstörerischer freier Radikale gedämpft. Es gibt sogar Hinweise darauf, dass der Schutzpatron den Knorpel gegen die degenerative Wirkung durch Schmerzmittel wie z. B. Diclofenac oder Cortison (siehe Seite 63 ff.) stählt und damit medikamentös bedingte Knorpelschäden vermeiden hilft.

Chondroitin nehmen wir durch den Verzehr tierischer Nahrung auf, denn auch im Knorpelgewebe von Tieren ist dieser Stoff enthalten. Allerdings sind die Mengen relativ gering. Chondroitinsulfat wirkt als Flüssigkeitsmagnet: es sorgt dafür, dass genügend Wasser in den Knorpel eingelagert wird und dieser damit seine schwammartigen Stoßdämpfereigenschaften nicht verliert (siehe Tabelle 13). Durch das Einschwemmen von Flüssigkeit in das Proteoglykan-Netz werden zudem wichtige Biostoffe für den Knorpel mit angezogen, damit wird dessen Nährstoffversorgung verbessert. Darüber hinaus bekämpft Chondroitinsulfat Enzyme, welche die Zufuhr von Nährstoffen blockieren und den Knorpel aushungern. Außerdem bremst dieser Stoff knorpelabbauende Enzyme und unterstützt dadurch in sinnvoller Weise die Wirkung des Glucosamin. Wie Letzteres regt es auch die Knorpelzellen zur Bildung von Knorpelstoffen, wie Proteoglykan und Kollagen, an.

Beide Substanzen gemeinsam bilden ein gutes Team, welches dem Gelenkverschleiß entgegenwirkt bzw. der Wiederherstellung geschädigter Knorpel dient und außerdem die Entzündungsbereitschaft arthrotischer Gelenke mindert.

Eine ganze Reihe von Untersuchungen, die in den USA, Südostasien und Europa durchgeführt wurden, haben gezeigt, dass die beiden Knorpelstoffe Schmerzen und Beschwerden wirkungsvoll hemmen und die Gelenkfunktion verbessern.

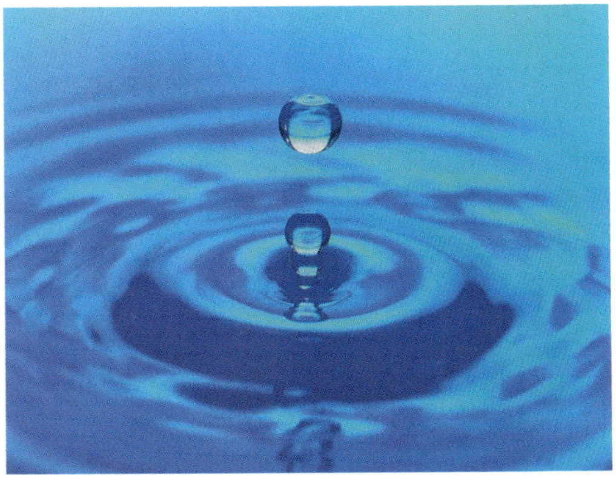

Körpereigen – nicht körperfremd! Glucosamin und Chondroitinsulfat zählen zu den so genannten Knorpelaufbau- oder Knorpelschutzpräparaten, früher Chondroprotektiva genannt. Da sie von ihrer Struktur her den körpereigenen Knorpelstoffen sehr ähnlich sind, werden diese Aufbaustoffe nicht als körperfremd abgestoßen, sondern in das vorhandene Knorpelgewebe eingebaut.

Bessere Beweglichkeit und Rückgang der Schmerzen mit Glucosamin

Im Rahmen einer italienischen Studie mit 80 Personen, die an schwerer Arthrose litten, nahm die Hälfte der Teilnehmer etwa vier Wochen lang täglich Glucosamin ein, die andere Hälfte erhielt eine gleich aussehende Zuckerpille (Placebo). Weder die behandelnden Ärzte noch die Patienten selbst wussten, welches die Glucosamin-Pille und welches ein Placebo war. Wöchentlich wurden die Teilnehmer auf folgende Begleiterscheinungen hin untersucht: Schmerzen, Gelenkschwellung, Einschränkung der Gelenkbeweglichkeit. Dabei kam man zu erstaunlichen Resultaten:

Je früher mit Knorpelaufbaustoffen therapiert wird, desto größer sind die Wirkungschancen!

- Im Unterschied zur Placebo-Gruppe verringerten sich die Beschwerden in der Glucosamin-Gruppe bei über 70 Prozent der Personen.
- Der Erfolg war bereits nach drei Wochen deutlich spürbar.
- 20 Prozent der Betroffenen waren nach der vierwöchigen Einnahme von Glucosamin sogar völlig beschwerdefrei.

Tabelle 12: So hilft Glucosamin dem Gelenk bei Gelenkverschleiss
wird in den Gelenkknorpel eingebaut
regt die Knorpelregeneration und die Bildung von Knorpelstoffen an
hemmt die Freisetzung knorpelschädigender Stoffe
normalisiert den Stoffwechsel im Gelenk
wirkt entzündungshemmend und schmerzstillend
schützt das Gelenk vor schädlichen Schmerzmittelwirkungen

Ein Vergleich der mikroskopisch untersuchten Knorpelproben untermauerte die regenerierenden Effekte des Glucosamin: die Knorpelmasse glich gesundem Gelenkknorpel, während die Knorpelproben der Placebo-Teilnehmer weiterhin die typischen Anzeichen von Gelenkverschleiß erkennen ließen.

In einer umfangreichen portugiesischen Studie wurden bei mehr als 1200 Arthrose-Patienten, die über einen Zeitraum von bis zu 12 Wochen täglich Glucosamin einnahmen, ebenfalls sehr gute Ergebnisse erzielt: beurteilt wurde der Einfluss des Knorpelbaustoffs auf die Schmerzreduktion in Ruhe, beim Stehen und bei gymnastischen Übungen. Die Schmerzen und die Empfindlichkeit des Gelenks gingen zurück, und die Beweglichkeit für aktive und passive Bewegungen konnte verbessert werden. Für 95 Prozent der beteiligten Patienten wurde ein klinischer Befund ermittelt, der zwischen gut und ausreichend lag.

Diese und andere Untersuchungen, die auch in Deutschland, speziell mit Kniegelenk-Arthrosepatienten, durchgeführt wurden, zeigen eindrucksvoll die Wirksamkeit des Glucosamin, die in einigen Fällen sogar der Effizienz gängiger Schmerzmittel – bei weitaus besserer Verträglichkeit – standhielt. Für die Unschädlichkeit der Substanz spricht auch die Tatsache, dass diese Studien nicht mit gesunden Personen, sondern häufig mit Patienten durchgeführt wurden, die an diversen zusätzlichen Erkrankungen (z. B.

Herz-, Kreislauf-, Leber-, Lungenerkrankungen, Diabetes) litten und oft auch bereits eine körperbelastende Medikamentenkarriere (Antidepressiva, Schmerzmittel u. a.) hinter sich hatten.

Chondroitinsulfat – Studien zeigen gute Ergebnisse

Auch für Chondroitinsulfat liegen gute Studienergebnisse vor. In Frankreich wurde vor einigen Jahren eine Untersuchung mit 50 Patienten, die unter Arthrose des Kniegelenks litten, durchgeführt. Eine Gruppe dieses Personenkreises erhielt Chondroitinsulfat, die andere bekam stattdessen ein Schmerzmittel. Zu Beginn und gegen Ende der Untersuchung wurden Knorpelgewebeproben entnommen und auf ihre Beschaffenheit hin untersucht. Auch hier war das Ergebnis beeindruckend: nach drei Monaten Therapie hatte sich der geschädigte Knorpel bei den Personen, die Chondroitinsulfat einnahmen, in einem erstaunlichen Maß regeneriert.

Eine Studie in der Schweiz mit 45 Patienten, die an Kniegelenkarthrose litten, zeigte, dass die mehrwöchige Gabe von Chondroitinsulfat über den Darmtrakt gut aufgenommen werden kann und sich in der Gelenkschmiere anreichert. Selbstverständlich ist hier auch die Einnahmedosis von Bedeutung (siehe Seite 58). 15 der 45 Teilnehmer wiesen in dieser Untersuchung einen Kniegelenkerguss auf. Von diesen verschwanden 11 Ergüsse ohne weitere Behandlung, in weiteren zwei Fällen bildete sich der Erguss stark zurück. Die Patienten bekamen weder physikalische Maßnahmen (z. B. Warm- oder Kaltanwendungen), noch erhielten sie Schmerzmittel. Bei 75 Prozent wurden nach der achtwöchigen Anwendung eine Schmerzverbesserung bis hin zur völligen Schmerzfreiheit und ein deutlicher Anstieg der Beweglichkeit registriert. Nebenwirkungen konnten (bis auf wenige Ausnahmen mit Durchfall und Magenbeschwerden) nicht beobachtet werden. Dies wurde durch Bluttests, die vor und nach der Chondroitinsulfatbehandlung durchgeführt wurden, bestätigt: In keinem Fall gab es Änderungen bezüglich des Blutbilds, der Leber- und Nierenwerte und der Urinproben.

Das macht Hoffnung: Nachgewiesenermaßen führt die Gabe von Chondroitinsulfat zur Regeneration von geschädigtem Knorpel.

In einer italienischen Studie wurde Chondroitinsulfat bei Menschen mit röntgenologisch nachgewiesenen Knorpelschäden sogar über sechs Monate hinweg verfolgt. Die 200 Personen, die sich beteiligten, waren zwischen 52 und 75 Jahre alt. Bereits nach wenigen Wochen

Tabelle 13: So hilft Chondroitinsulfat dem Gelenk bei Gelenkverschleiss
dient als Wasserspeicher
ermöglicht Stoßdämpfereigenschaft des Knorpels
verbessert die Nährstoffversorgung
regt die Bildung von Knorpelstoffen an
hemmt die Knorpeldegeneration
ergänzt die Wirkung von Glucosamin

der Einnahme konnten die Patienten und die behandelnden Ärzte eine beträchtliche Verbesserung bezüglich der Schmerzen und der eingeschränkten Beweglichkeit – und dies bei guter Verträglichkeit, auch in der Langzeitanwendung, – beobachten.

Leider sind diese Kombinationspräparate aus Glucosaminsulfat oder -hydrochlorid und Chondroitinsulfat in Deutschland aufgrund der derzeit (noch) geltenden Gesetzeslage nicht zu bekommen, dürfen als Nahrungsergänzungsmittel nicht beworben werden und sind nur über das Ausland zu beziehen (siehe Seite 122).

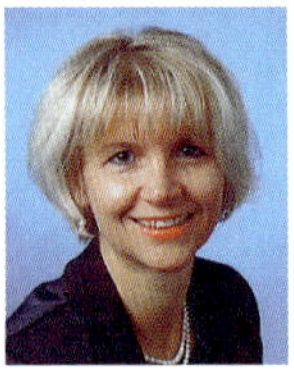

Was ich Ihnen rate

Glucosamin und Chondroitinsulfat sind außerordentlich gut verträglich. Sogar bei mehrjähriger Anwendung sind nahezu keine Nebenwirkungen beobachtet worden.

Dennoch: Die Einnahme solcher Präparate sollten Sie nicht eigenständig vornehmen, sondern in jedem Fall mit Ihrem Arzt besprechen.

Für die Knorpelstoffe wird folgende Dosierung empfohlen: Glucosaminhydrochlorid oder -sulfat täglich 1200–1500 mg, Chondroitinsulfat 800 – 1200 mg

Zeitverzögerte Wirkung: Die so genannten SADOA

Um die diversen Arthrosemittel hinsichtlich ihrer Aktivität und Wirkmechanismen bei Arthrose besser unterscheiden zu können, hat die Gesellschaft für Arthroseforschung im Jahr 1992 folgende Einteilung vorgenommen: Man unterscheidet zwischen der großen Gruppe von Medikamenten (z. B. herkömmliche Schmerzmittel wie Diclofenac), die ziemlich rasch und rein symptomatisch – also auf die Begleiterscheinungen wie Schmerz, Rötung und/oder Entzündung – wirken, sowie einer weiteren Klasse von Stoffen, die grundlegend nicht sofort, sondern zeitlich verzögert wirksam werden. Diese Medikamente mit verzögertem Wirkungseintritt werden im englischen Sprachgebrauch als ***s**low-**a**cting-**d**rugs in **O**steo**a**rthritis* (SADOA) bezeichnet. Dazu zählen auch Glucosamin und Chondroitinsulfat. Das bedeutet, dass man diese Stoffe einige Zeit einnehmen muss, bis sich ihre positiven Effekte einstellen und der Betroffene eine Besserung des Krankheitsbilds bzw. dessen unangenehmer Symptome verspürt. Dagegen kann es vorkommen, dass die Erfolge hinsichtlich Schmerzreduktion, Entzündungshemmung, Gelenkabschwellung und verbesserter Gelenkbeweglichkeit auch noch Wochen bis Monate nach Behandlungsende anhalten. Beide Effekte konnten mit den Knorpelaufbaustoffen Glucosamin und Chondroitinsulfat in den oben angeführten Studien beobachtet und bestätigt werden.

Kollagen – Hydrolysat – Gelenkschutz pur

Kollagen bildet, wie bereits erwähnt (S. 22), einen wesentlichen Bestandteil der Knorpelgrundsubstanz (Matrix). Dort sind die kollagenen Fasern für die Druckfestigkeit und die Elastizität des Gelenkknorpels verantwortlich und ermöglichen die Zug- und Scherfestigkeit des Knorpelgewebes. Der Eiweißkörper Kollagen ist aber auch ein wichtiger Strukturbaustein des Bindegewebes und damit Bestandteil von Muskeln und Sehnen. Diese benötigen ein hohes Maß an Flexibilität, da sie Stöße, Erschütterungen und Druckbelastungen (z. B. körperliche Aktivität, Sport) abfangen müssen. Müssten wir auf diese Möglichkeit der Abfederung verzichten, so würde jede Belastung ungebremst auf die Knochen treffen und dort entzündliche Folgereaktionen hervorrufen.

Kollagen-Hydrolysat wird aus dem Eiweißstoff Kollagen durch enzymatische Aufspaltung gewonnen und als Nahrungsergänzungsmittel (z. B. „CH-Alpha®“, Gelita Health Products GmbH, Eberbach, in der Apotheke erhältlich) angeboten. Das Besondere an diesem trinkfertigen Kollagen-Hydrolysat ist die spezielle Zusammensetzung der dort vorhandenen Eiweißbausteine (Aminosäuren). Diese entspricht nämlich exakt derjenigen, die in unserem Körper in der Knorpelmatrix vorhanden ist. Die im Knorpel vorherrschenden Aminosäuren Glyzin, Prolin und Hydroxyprolin sind ansonsten in eiweißhaltigen Lebensmitteln (z. B. Milchprodukten) in deutlich geringerer Konzentration enthalten, was das Kollagen-Hydrolysat als idealen Bausteinlieferanten für den Gelenkknorpel ausweist.

Grundlegend ist die Anwendung kollagenhaltiger Stoffe bei Gelenkerkrankungen keine Erfindung der Neuzeit. Bereits vor etwa 1000 Jahren hat Hildegard von Bingen den reichlichen Verzehr von ausgekochten Knorpeln bei schmerzhaften Gelenken empfohlen, ohne einen Nachweis dafür zu haben, dass diese Eiweißbausteine auch tatsächlich im Gelenk ankommen. Sie konnte nur beobachten, dass diese Maßnahme half. Wissenschaftliche Belege wurden erst in jüngster Zeit vorgelegt. Inzwischen konnte gezeigt werden, dass Kollagen-Hydrolysat über die Darmschleimhaut gut aufgenommen wird. Außerdem haben Labortests ergeben, dass Kollagen-Hydrolysat auch tatsächlich in den Knorpel eingebaut und dort angereichert wird.

Weitere Studien ergaben, dass Knorpelzellen, die mit Kollagen-Hydrolysat kultiviert wurden, vermehrt Knorpelmasse produzierten: Im Gegensatz zu den Knorpelzellen, denen kein Kollagen-Hydrolysat zugesetzt wurde, ließ sich bei der Kombination eine Zunahme der Kollagenproduktion um das 2,5fache nachweisen. Offensichtlich stimuliert das Kollagenhydrolysat die Knorpelbildung und fördert die Regeneration des Knorpelgewebes. Das müsste sich natürlich auch beim Einsatz von alters- oder belastungsbedingtem Gelenkverschleiß bemerkbar machen. Um die Wirkung hier festzustellen, wurden eine Reihe von klinischen Untersuchungen mit Arthrose-Patienten durchgeführt. In einer Studie (1991), bei der die Anwendung des Kollagen-Hydrolysates gegen Placebo getestet wurde, zeigte sich, dass es in der Hydrolysatgruppe, im Vergleich zur Kontroll-(Placebo)gruppe, bei über 80% der Teilnehmer zu einer signifikanten Schmerzreduktion kam. Auch weitere Untersuchungen belegen unter der Anwendung des Eiweißstoffes eine Schmerzverminderung, die dazu führt, dass Schmerzmittel eingespart werden können. Außerdem wurden eine Verbesserung der Gelenkbeweglichkeit und eine Abnahme der Gelenksteifigkeit beobachtet.

Da die Auf- und Abbauprozesse im Knorpel und im Knochen sich allerdings nur langsam regulieren, muss von einer eher langfristigen Anwendung des Kollagen-Hydrolysates ausgegangen werden. Empfohlen wird die Zufuhr von 10 Gramm Kollagen-Hydrolysat pro Tag (z.B. eine Trinkampulle CH-Alpha®) über einen Zeitraum von mindestens drei Monaten, wobei Experten sogar für eine Daueraufnahme plädieren, da es nach Absetzen der Behandlung zu erneuten Gelenkbeschwerden kommen kann.

Geeignet ist Kollagen-Hydrolysat aber nicht nur für Arthrose-Patienten, sondern auch für Personen, die ihre Gelenke arbeits- oder freizeitbedingt stark beanspruchen oder ihren Bewegungsapparat durch Übergewicht extrem belasten. Die Anwendung von Kollagen-Hydrolysat ist auch als vorbeugende, gelenkverbessernde Maßnahme empfehlenswert, um z.B. dem altersbedingten Knorpelabbau entgegenzuwirken. Wichtig ist an dieser Stelle noch der Hinweis auf eine gute Verträglichkeit und gesundheitliche Unbedenklichkeit des Eiweißstoffes, was dazu geführt hat, dass die amerikanische Gesundheitsbehörde FDA (= Food and Drug Administration) den Kollagen-Produkten den GRAS-Status („Generally recognized as safe“) verliehen hat.

Was ich Ihnen rate:

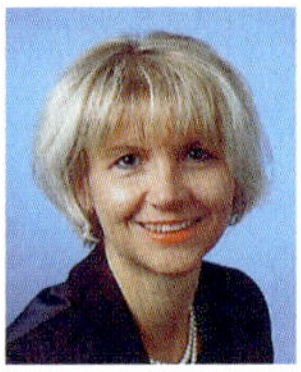

- Kollagen-Hydrolysat ist ein Eiweiß, das ein sehr hohes Sicherheitsprofil besitzt. Es ist hypoallergen und gut verträglich.
- Nutzen Sie diese Möglichkeit zur Unterstützung der Gelenkfunktion und denken Sie daran: Vorbeugen ist immer besser als Heilen.

Schwefel – wichtige Kittsubstanz im Binde- und Stützgewebe

Schwefel zählt zu den Stiefkindern bei der Aufklärung um die Bedeutung von Mineralstoffen, obgleich es sich um ein ganz wesentliches Element im Körper handelt. Ohne Schwefel kann der Körper keine lebensnotwendigen Eiweiße herstellen. Aus dem zerlegten Nahrungseiweiß, den Aminosäuren, bildet der Körper nämlich neue Proteine, die im Wesentlichen unsere äußere Hülle, die Haut, ausmachen oder in so wichtige Biostoffe wie Insulin, den roten Blutfarbstoff (Hämoglobin), Enzyme, Hormone und Abwehrstoffe des Immunsystems eingebaut werden. Schwefel ist Bestandteil ganz bestimmter Aminosäuren: Methionin, Cystein und Taurin, die am Strukturaufbau von Binde-, Knorpel- und Muskelgewebe maßgeblich mitbeteiligt sind. Denn dieser Mineralstoff ist in der Lage, Brücken zu bilden und die einzelnen Spalteinheiten dadurch neu zu verknüpfen – eine ganz wesentliche Hilfe im Prozess der körpereigenen Herstellung von großen Eiweißmolekülen.

Hätten Sie's gewusst? Äpfel enthalten viel Schwefel!

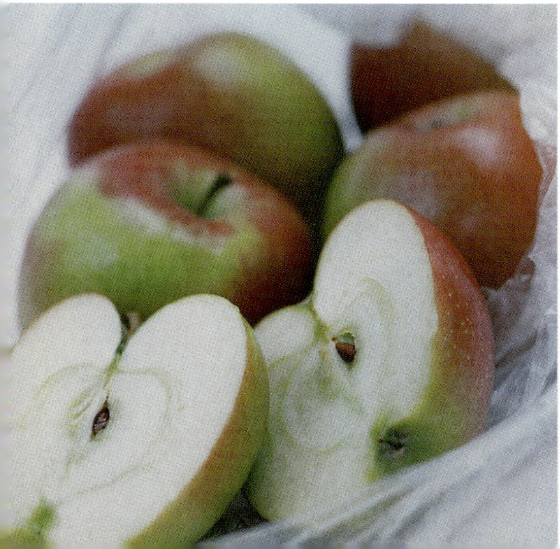

Methionin und Cystein gelten als Schönheitsaminosäuren, da sie den geschmeidig machenden Schwefel in Haare, Haut und das Bindegewebe transportieren. Diese Aminosäuren sind aber auch an der Vernetzung der Knorpelmatrixsubstanzen des Gelenks beteiligt und damit grundlegende Voraussetzung für den gesunden Knorpelaufbau. Cystein ist, neben weiteren Aminosäuren, außerdem unabdingbar für die Stütz- und Gerüstsubstanz Kollagen, die ja auch für die Elastizität des Gelenkknorpels von großer Wichtigkeit ist.

Die positiven Effekte der Knorpelschutzstoffe zeigen sich nicht über Nacht, sondern erst nach einiger Zeit der Anwendung.

Genügend Schwefelzufuhr ist also das A und O für gesunde Gelenke. Folgende Nahrungsmittel sind schwefelreich: Äpfel, Bohnen, Eier, Erdnüsse, Fisch, Fleisch, Knoblauch, Kohl, Parmesankäse, Pfirsiche, Radieschen, Rettich, Spargel, Spinat, Zwiebeln.

Schwefelhaltige Aminosäuren

In der heutigen Zeit leiden wir eher unter Eiweißüberernährung als unter Eiweißmangel (siehe auch Seite 95). Defizite an wichtigen Aminosäuren sind daher im Regelfall eher nicht zu erwarten. Allerdings können sich bei bestimmten Erkrankungen (z. B. Leber- oder Darmerkrankungen) Mangelzustände einstellen. Auch bei älteren Menschen ist oft ein Eiweißmangel zu beobachten. Vermutlich liegt hier sogar die Ursache für den im Alter zu beobachtenden Verlust an Muskelmasse, was wiederum mit einem Qualitätsverlust für die Gelenke einhergeht: Der gelenkschützende und -stützende Weichteilmantel fehlt. Eine erhöhte Unfallgefahr mit Knochenbrüchen kann die Folge sein.

Schwefelhaltige Aminosäuren gelten als knorpelschützend (chondroprotektiv). Untersuchungen haben gezeigt, dass beispielsweise die vermehrte Zufuhr von Methionin einen günstigen Effekt auf die Beweglichkeit und Belastbarkeit bei Patienten mit entzündlichen Gelenkerkrankungen hat. Interessanterweise sind nämlich die Schwefelkonzentrationen im arthrotischen Gelenk stark erniedrigt, auch der Cysteingehalt von Fingernägeln bei Arthrosepatienten ist im Vergleich zu jenen von Nichtbetroffenen um ein Viertel vermindert.

Gelenkschutz pur: Vitamin E stoppt die gelenkzerstörenden freien Radikale und hält schützend die Hand über die Knorpelstoffe.

Taurin kann aus Cystein hergestellt werden. Am häufigsten findet man es in den Blutplättchen, dem Nervensystem und in den Muskeln. Es nimmt eine Vielzahl von Aufgaben wahr: beispielsweise stärkt es das Herz, aktiviert die Bildung von Gallensäuren und wirkt entgiftend.

Eiweiß liefert die lebensnotwendigen Aminosäuren, die unser Bindegewebe straff halten, die Muskeln fit machen, den Knorpel mit aufbauen und schützen, Haare und Nägel gesund halten und unser Abwehrsystem stärken.

Vitamin E – Schutzpatron der Gelenke

Sicherlich haben Sie im Zusammenhang mit entzündlichen Gelenkerkrankungen schon von Vitamin E gehört und gelesen. Tatsächlich hat sich der Radikalefänger Vitamin E mittlerweile bei Entzündungen (vorzugsweise bei rheumatoider Arthritis) bestens bewährt. Denn bei entzündlichen Prozessen werden freie Radikale gebildet – aggressive kleine Zerstörer, die auch dem entzündeten Gelenk unaufhörlich zusetzen. Sie schädigen dort wichtige Gerüstsubstanzen, wie Kollagene und Proteoglykane, und verstärken dadurch den Gelenkverschleiß. Die zur Ernährung des Knorpels notwendige Gelenkschmiere leidet ebenfalls unter diesen Angreifern, sie verliert an Qualität. Damit tragen freie Radikale grundlegend zu einer Verschlechterung der Gelenksituation und Beweglichkeit bei.

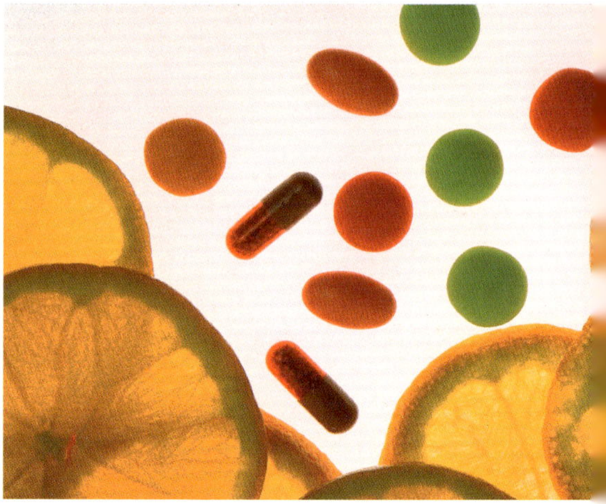

Vitamin E verhindert diesen gelenkzerstörenden Vorgang, indem es die giftigen Winzlinge abfängt und dadurch die Knorpelsubstanzen vor dem schädlichen Angriff schützt. Man kann sich leicht vorstellen, dass die Vitamin-E-Teilchen bei aktiven Krankheitsschüben alle Hände voll zu tun haben. Da wir dieses Schutzvitamin nicht selbst bilden können, sind wir darauf angewiesen, uns mit ausreichenden Mengen zu versorgen. Das klappt über die Nahrungsaufnahme allein nicht in dem Maß, wie es gerade bei Gelenkentzündungen erforderlich ist. Daher ist es auch nicht verwunderlich, dass in der Gelenkflüssigkeit von Personen mit Gelenkbeschwerden häufig ein Mangel an Vitamin E festgestellt werden kann.

Vitamin E ist mit Sicherheit eine gute therapeutische Ergänzung bei entzündlichen Gelenkerkrankungen. Es schützt nicht nur die Gelenke vor den radikalbedingten Schäden, sondern hat zusätzlich auch noch entzündungshemmende Eigenschaften. Dennoch kann es die Knorpelsubstanzen Glucosamin und Chondroitinsulfat nicht ersetzen. Das bedeutet, dass Vitamin E ergänzend, aber nicht ersatzweise angewandt werden kann.

Vitamin C – Radikalefänger par excellence

Auch Vitamin-C-Gaben sind bei Arthrose sinnvoll, da Vitamin C ebenfalls einen hochwirksamen Radikalefänger (Antioxidans) darstellt und – zusammen mit Vitamin E – im Kampf gegen die Knorpelzerstörer ein unschlagbares Duo bildet. Vitamin E wird von Vitamin C recycelt, das heißt die Gesamtwirkung ist größer als die Summe der Einzelwirkungen der beiden Vitamine. Außerdem wird Vitamin C für den Aufbau des Kollagens benötigt, denn auch das Bindegewebe ist auf Vitamin C angewiesen.

Wiederaufbereitungsanlage Vitamin C: Verbrauchtes Vitamin E wird von Vitamin C recycelt, wodurch die Wirkung von Vitamin E verstärkt wird.

Leider ist auch ein Vitamin-C-Mangel, der latent verläuft, sich also nicht unbedingt durch entsprechende Symptome äußern muss, häufiger, als man vermuten könnte. Vor allem Raucher weisen oft ein Defizit an diesem Biostoff auf.

Was ich Ihnen rate:

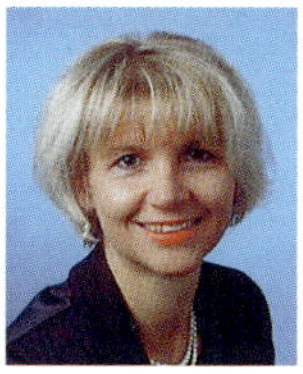

Vitamin E und Vitamin C sind empfehlenswerte therapeutische Begleiter bei Gelenkverschleiß. Hierzu meine Tipps für Sie:

- Beim Kauf von Vitamin E sollten Sie darauf achten, dass es sich um die natürliche Form handelt.
- Bei Vitamin C (Ascorbinsäure) sind keine Unterschiede zwischen der natürlichen und der synthetischen Form bekannt. Eine besonders empfehlenswerte Form ist die veresterte (z. B. als Calcium Ascorbat Ester C).
- Die Wirkung der beiden Vitamine als Radikalefänger kann durch die gleichzeitige Gabe von Bioflavonoiden um Faktor 20 bis 50 verstärkt werden. Es gibt Kombinationspräparate, die beide Vitamine und Bioflavonoide enthalten (siehe Seite 122).

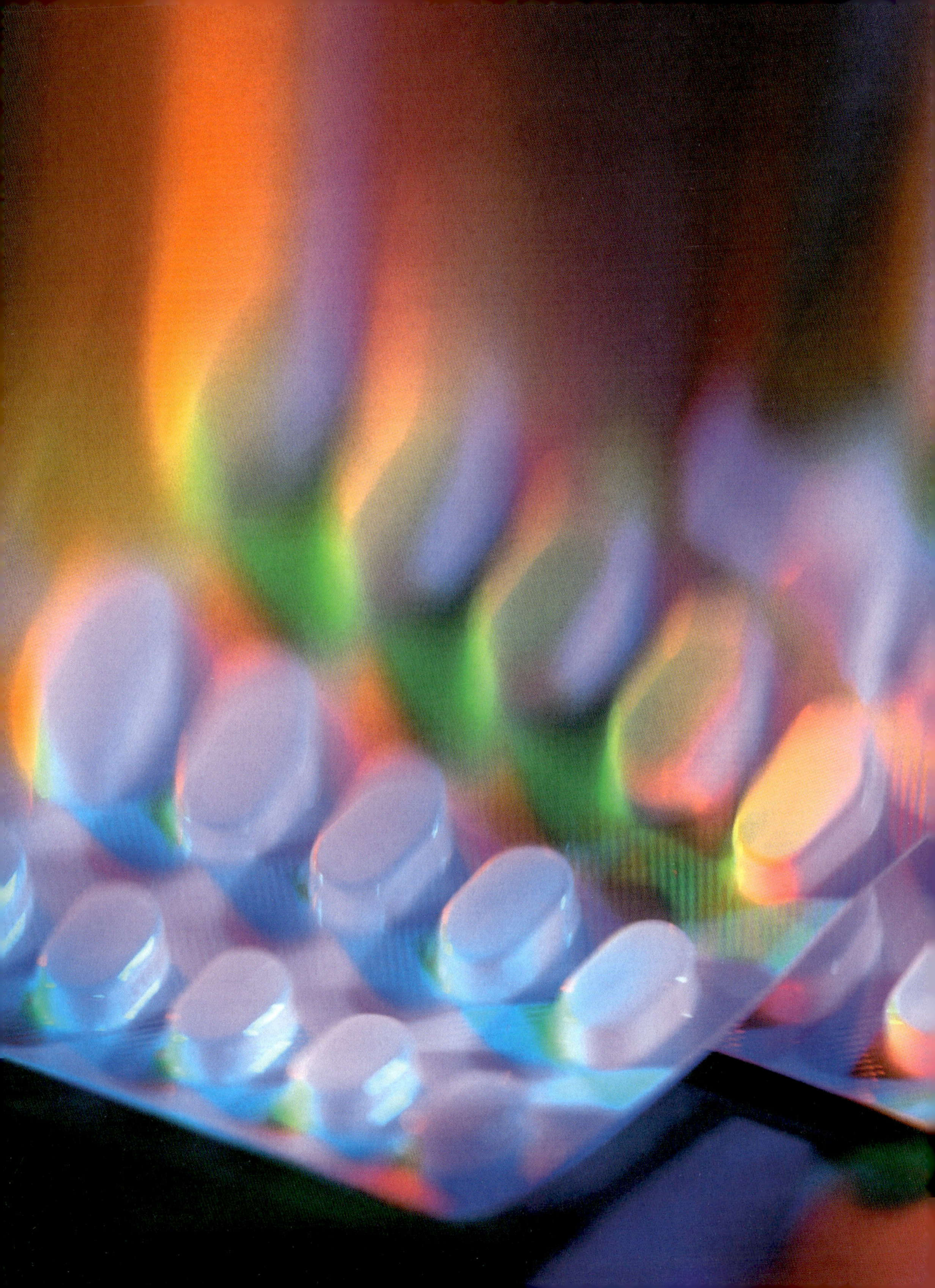

Schmerzmittel – *hilfreich, aber nicht unproblematisch*

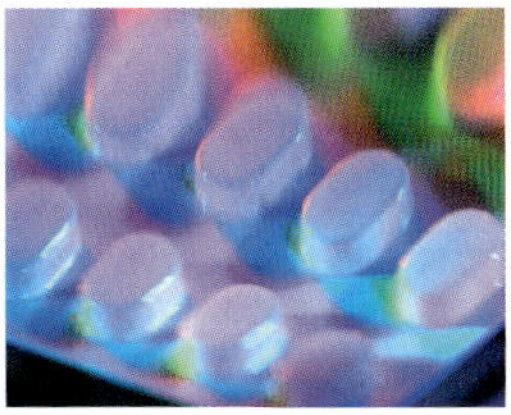

Segen oder Fluch?

Von Schmerzen kann der Arthrose-Patient häufig ein Lied singen – sie sind nicht selten und, vor allem im fortgeschrittenen Stadium, ständiger Begleiter der Krankheit. Schmerz für sich genommen kann jedoch sehr hilfreich sein, denn er übt eine Alarmfunktion aus: wenn wir beispielsweise mit der Hand an ein heißes Bügeleisen geraten oder uns in den Finger schneiden, verspüren wir sofort einen Schmerz. Damit will der Körper vor weiteren Verletzungen warnen. Diesem Akutschmerz stehen die chronischen Schmerzen gegenüber, die sich verselbstständigt und ihre Warnfunktion eingebüßt haben. Beide Formen können bei Erkrankungen des Bewegungsapparats auftreten.

Der Leidensdruck von Arthrose-Patienten kann sehr groß sein: Die Schwellung und die Schmerzen des Gelenks behindern den Alltag und beeinträchtigen die Lebensfreude. Nicht selten geraten die Betroffenen auch in Phasen der Schwermütigkeit und der Mutlosigkeit. Der Bekämpfung des Schmerzzustands gilt im Akutfall daher sicherlich die größte Aufmerksamkeit.

Arzneimittel gegen Schmerzen (Analgetika) und Entzündungen können für den Akutfall eine geeignete Lösung sein, allerdings sollten sie wegen ihrer schwerwiegenden Nebenwirkungen nicht auf Dauer eingenommen werden.

Schmerzmittelboom! Medikamente gegen Schmerzen und Entzündungen werden von allen handelsüblichen Medikamenten am meisten verordnet.

Bei der Behandlung der Arthrose stellen die **n**icht**s**teroidalen **A**nti**r**heumatika (NSAR) die wichtigste Medikamentengruppe dar. Bekannte Beispiele für diese Stoffgruppe sind Diclofenac, Ibuprofen und die Acetylsalicylsäure (Aspirin). Obgleich der Sammelbegriff (wörtl.: gegen Rheuma) etwas irreführend ist, hat er sich eingebürgert, da diese Arzneimittel aufgrund ihrer stark entzündungshemmenden und schmerzlindernden Wirkung in erster Linie zur Therapie des klassischen Gelenkrheumas eingesetzt wurden. Mittlerweile werden diese Schmerzkiller auch bei Kopf- und Zahnschmerzen, bei Migräne und fieberhaften Infekten sowie bei Entzündungen – auch bei Arthrose – eingesetzt.

Was ich Ihnen rate

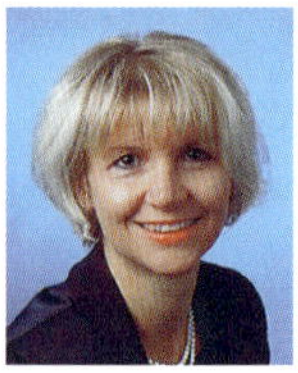

Schmerzen sind immer ein Warnsignal des Körpers. Am Anfang jeder Behandlung muss eine ärztliche Untersuchung stehen, wobei die Ermittlung der Schmerzursache im Vordergrund stehen sollte und nicht deren Überdeckung durch schmerzstillende Substanzen – damit ist Ihnen als Patient nur kurzfristig geholfen.

Tabelle 14: Mögliche Nebenwirkungen von Schmerzmitteln (NSAR)

Magen-Darm-Bereich	Magenbrennen
	Erbrechen
	Magenblutung und -geschwür
Leber	Erhöhung der Leberwerte
Niere	Nierenfunktionsstörungen
	Störungen des Wasser- und Mineralstoffhaushalts
Haut	Juckreiz
	Ausschlag
	Nesselsucht
Nervensystem	Kopfschmerzen
	Schlaf- und Sehstörungen
	Depressionen
allergische Reaktionen	Asthma bronchiale
	lebensbedrohlicher (anaphylaktischer) Schock

Tabelle 15: Achtung Wechselwirkungen! (Beispiele)

Folgende Medikamente werden bei gleichzeitiger NSAR-Einnahme in ihrer Wirkung verstärkt:

- Blutverdünnungsmittel (Macumar)
- blutzuckersenkende Mittel
- herzwirksame Medikamente (Digoxin)
- Mittel zur Unterdrückung der überschießenden Immunreaktion

Folgende Medikamente werden bei gleichzeitiger NSAR-Einnahme in ihrer Wirkung abgeschwächt:

- Wassertreibende Mittel (Diuretika)
- Blutdrucksenker (Betablocker)

Neben- und Wechselwirkungen

Schmerzmittel sind keine Dauerhelfer! Da sie ein hohes Nebenwirkungspotenzial aufweisen, sollten sie unter ärztlicher Aufsicht, nur im Akutfall und nicht über längere Zeit eingenommen werden.

Problematisch ist eine Dauermedikation mit den Antischmerzbomben, denn sie haben nicht nur eine ganze Reihe von Nebenwirkungen (siehe Tabelle 14), sondern können auch in Wechselwirkungen mit anderen Medikamenten treten und deren Therapieeffekte verstärken oder abschwächen (siehe Tabelle 15).

Am meisten gefürchtet sind Komplikationen im Magen-Darm-Bereich. Durch diese Arzneimittel werden nämlich Enzyme (Prostaglandine) blockiert, die zwar entscheidend schuld an der Entzündung der Gelenke, aber gleichzeitig wichtig für den Schutz der Magenschleimhaut sind. Eine intensive Langzeittherapie mit NSAR führt bei 70 Prozent der Patienten zu Magenschleim-

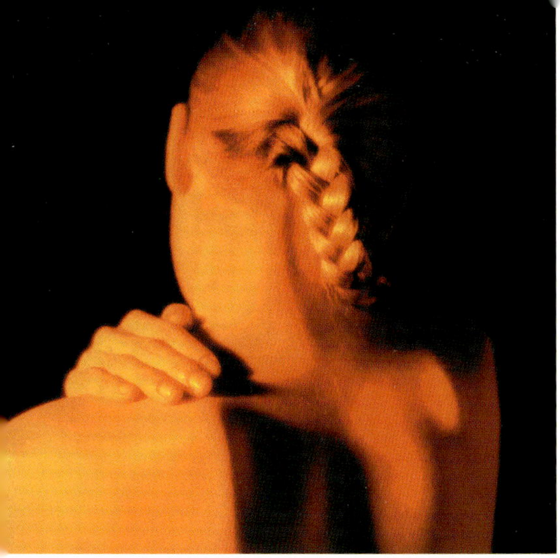

hautschäden. Auch Magen- und Zwölffingerdarmgeschwüre können sich einstellen.

Man schätzt, dass in Deutschland jährlich etwa 2000 Menschen an den Folgen von NSAR-bedingten Magenblutungen sterben. Vorsicht ist vor allem bei älteren Menschen geboten. Das Risiko für derartige Nebenwirkungen steigt jenseits des 60. Lebensjahrs um den Faktor 7 (!) an. Gerade bei älteren Arthrose-Patienten muss eine sorgfältige Nutzen-Risiko-Abwägung getroffen werden. Fragen Sie hierzu Ihren Therapeuten.
Die Weiterentwicklung dieser Schmerzmittel hat zu neuen Präparaten geführt, die gezielt nur das die Entzündung verursachende Enzym blockieren, das „Magenschutzenzym" aber nicht berühren. Ob diese Mittel allerdings wirklich magenverträglicher sind, wird sich erst in Zukunft erweisen.

Wechselwirkungen mit anderen Arzneimitteln sind u. a. für Blutverdünnungsmittel (Macumar), herzwirksame Medikamente (z. B. Digoxin), harntreibende Mittel und Medikamente gegen Bluthochdruck (Betablocker) und Mittel gegen Depressionen bekannt. Durch solche Schmerzmittel kann beispielsweise die blutverdünnende Wirkung von Macumar oder der herzwirksame Effekt von Digitalis (roter Fingerhut) verstärkt werden. Diese Medikamente müssten, bei gleichzeitiger Einnahme mit NSAR, in ihrer täglichen Dosis neu angepasst werden. Sie sollten unbedingt mit Ihrem Arzt über die Einnahme dieser Medikamente reden.

Langzeittherapie

Eine Langzeittherapie mit Schmerzmitteln kann zu schweren Magen- und Darmkomplikationen führen. Eine sorgfältige Nutzen-Risiko-Abwägung ist anzuraten. Insbesondere sollten Sie bei der langfristigen Einnahme von Schmerzmitteln auf folgende Punkte achten:

- Verzichten Sie während der Einnahmezeit auf Alkohol.
- Entlasten Sie Ihre Gelenke durch gymnastische Übungen und bequeme Schuhe, das hilft Medikamente sparen.
- Ernähren Sie sich magenfreundlich: Schränken Sie den Verzehr von Kaffee, scharf gebratenem oder gepökeltem Fleisch und schwer verdaulichem Gemüse (z. B. Kohl ein.)
- Achten Sie auf die Farbe des Stuhls (schwarzer Stuhl, der so genannte Teerstuhl, kann ein Hinweis auf ein Magen- oder Darmgeschwür sein).
- Um gefährliche Wechselwirkungen mit anderen Medikamenten zu verhindern, sollten Sie unbedingt mit Ihrem Arzt über alle Medikamente sprechen, die Sie regelmäßig einnehmen.

Entzündungskiller Cortison

Neben den nichtsteroidalen Antirheumatika (NSAR) kommen vielfach auch Corticoide (Corticosteroide), deren bekanntester Vertreter wohl das Cortison selbst ist, zum Einsatz. Es handelt sich dabei um synthetisch hergestellte Arzneimittel, für deren Entwicklung das körpereigene Cortison Pate stand. Dieses Hormon wird in der Nebennierenrinde gebildet. Unter drohenden Gefahren, Stress und Belastung wird dieser Stoff gebildet, um den Körper fit für Angriff oder Flucht zu machen. Cortison fördert nämlich die Umwandlung von Eiweiß in Energie liefernde Kohlenhydrate: Der Körper ist nun durch mehr Traubenzucker im Blut bestens für die Stresssituation gerüstet. Bei Erkrankungen wappnet sich der Körper für den Kampf mit den Krankheitserregern ebenfalls mit einer Extraportion Cortison.

Cortison – das Überlebenshormon: Bei Stress und drohender Gefahr reagiert der Körper entweder mit Angriff oder Flucht. Cortison sorgt für die nötige Energie!

Leider müssen wir für diese Dienstleistung einen beachtlichen Preis bezahlen: Cortison schwächt gleichzeitig das Abwehrsystem, wodurch sich das Ansteckungsrisiko erhöht. Sicherlich haben Sie auch schon das Auftreten von Erkältungen, Grippe oder anderen Infektionskrankheiten nach schlimmen Zeiten der Belastung (z. B. Prüfungen) bei sich oder anderen beobachten können. Hier spielt das unter Stress vermehrt gebildete Cortison als Killer der Immunfunktionen eine wichtige Rolle. Außerdem beeinträchtigt die Substanz bei Daueranwendung das Denkvermögen. Ganze Hirnregionen sterben ab, der Beweis kann mithilfe mikroskopischer Aufnahmen erbracht werden.

Cortison zehrt das Körpereiweiß auf und raubt dem Körper wichtige Vitamine (z. B. B-Vitamine, Vitamin C, Vitamin D) und Mineralstoffe (z. B. Zink, Kalium). Deshalb sollten sich nie zu viel Corticoide – z. B. durch Dauerstress bedingt – im Blut befinden.

Der Wirkmechanismus des synthetischen Cortisons, welches in der Therapie von schmerzhaften bzw. entzündlichen Erkrankungen Anwendung findet, beruht auf seiner Fähigkeit, die Ansammlung von Fresszellen am Ort der Entzündung zu unterdrücken, wodurch der entzündliche Prozess insgesamt aufgehalten wird. Außerdem vermag das Cortison die Bildung entzündungsfördernder Helfer im Körper zu bremsen. Diese Eigenschaften sind beim synthetisch hergestellten Hormon viel stärker ausgeprägt als bei der körpereigenen Schwester. Eine so starke Hemmung des entzündlichen Geschehens ist daher über die körpereigene Produktion des Hormons nicht zu erreichen.

Cortison kann bei einem stark angeschwollenen, entzündeten und schmerzhaften Gelenk die reinste Erlösung sein: Innerhalb kürzester Zeit bildet sich die Schwellung zurück, die Schmerzen lassen nach und der Patient ist nach der Verabreichung vielleicht sogar völlig beschwerdefrei. Gegen einen solchen Feuerwehreinsatz durch das Medikament gibt es wenig zu sagen. Äußerst problematisch allerdings gestaltet sich die Langzeitanwendung von Cortison.

Cortison ist aus gutem Grund mit Vorurteilen belastet

Die vielfach – vor allem in der Boulevardpresse – beschriebenen Hiobsbotschaften angesichts der Nebenwirkungen von Cortison stellen sich erst bei höherer Dosierung und langfristiger Einnahme des Arzneimittels ein, wobei nicht alle in Tabelle 16 aufgeführten Nebenwirkungen auftreten müssen.

Behandelt man Arthrose mit Cortison, ist die Beschleunigung der Knorpeldegeneration durch das Hormon von großem Nachteil, denn damit wird der Verschlechterung des Krankheitsbilds zusätzlich Vorschub geleistet. Eine langjährige Cortisonbehandlung schwächt außerdem das Bindegewebe und lässt die Muskeln und Sehnen schlapp werden. So können sich, auch bei geringer Anstrengung, rasch Sehnenabrisse einstellen, wobei besonders die Achillessehnen und die Oberarm-Bizeps-Sehnen betroffen sind. Bei Gelenkerkrankungen ist außerdem die knochenentkalkende Wirkung von Cortison höchst problematisch, Osteoporose wird begünstigt.

Vielfach wird Cortison direkt in das entzündete Gelenk gespritzt, was eine zusätzliche Gefahr birgt: hier ist grundlegend – durch das mögliche Einschleppen von Krankheitserregern mit der Spritze – die Gefahr einer Infektion im betroffenen Gelenk gegeben. Das Risiko ist mit einem unter 10 000 Fällen zwar relativ gering, kann aber gerade bei Patienten mit einem geschwächten Abwehrsystem problematisch werden. Von regelmäßigen Injektionen sollte daher Abstand genommen werden.

Dieser Nebenkriegsschauplatz muss bei der Verordnung von Cortison, wie übrigens auch bei jener von NSAR, unbedingt berücksichtigt werden, und eine Verschreibung sollte erst nach sorgfältiger Nutzen-Risiko-Abwägung vorgenommen werden.

Achtung! Weder Cortison noch NSAR dürfen bei bestehenden Magen-Darm-Geschwüren eingenommen werden.

Was ich Ihnen rate

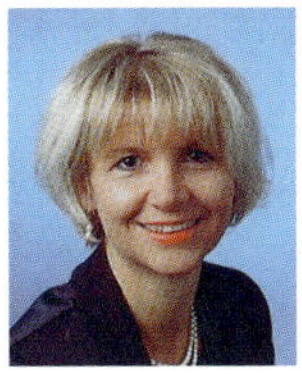

Gegen die einmalige Anwendung von Cortison gibt es keine Einwände. Eine langjährige, hoch dosierte Cortisontherapie allerdings birgt viele Risiken. Sprechen Sie mit Ihrem Therapeuten über mögliche Alternativen. Setzen Sie jedoch auf keinen Fall eigenmächtig das Ihnen verordnete Medikament ab!

Tabelle 16: Mögliche Nebenwirkungen bei Langzeitanwendung von Cortison
Antriebsschwäche
Augenschäden (grüner Star)
Depressionen
erhöhte Verletzungsgefahr
erhöhtes Diabetesrisiko
Förderung der Knochenentkalkung (Osteoporose)
Gewichtszunahme
Hautprobleme (z. B. Akne, Streifen)
Muskelschwund
Schlafstörungen
Sehnenrisse
Verlust der Bindegewebselastizität
verstärkter Knorpelabbau
Wassereinlagerungen (Mondgesicht)

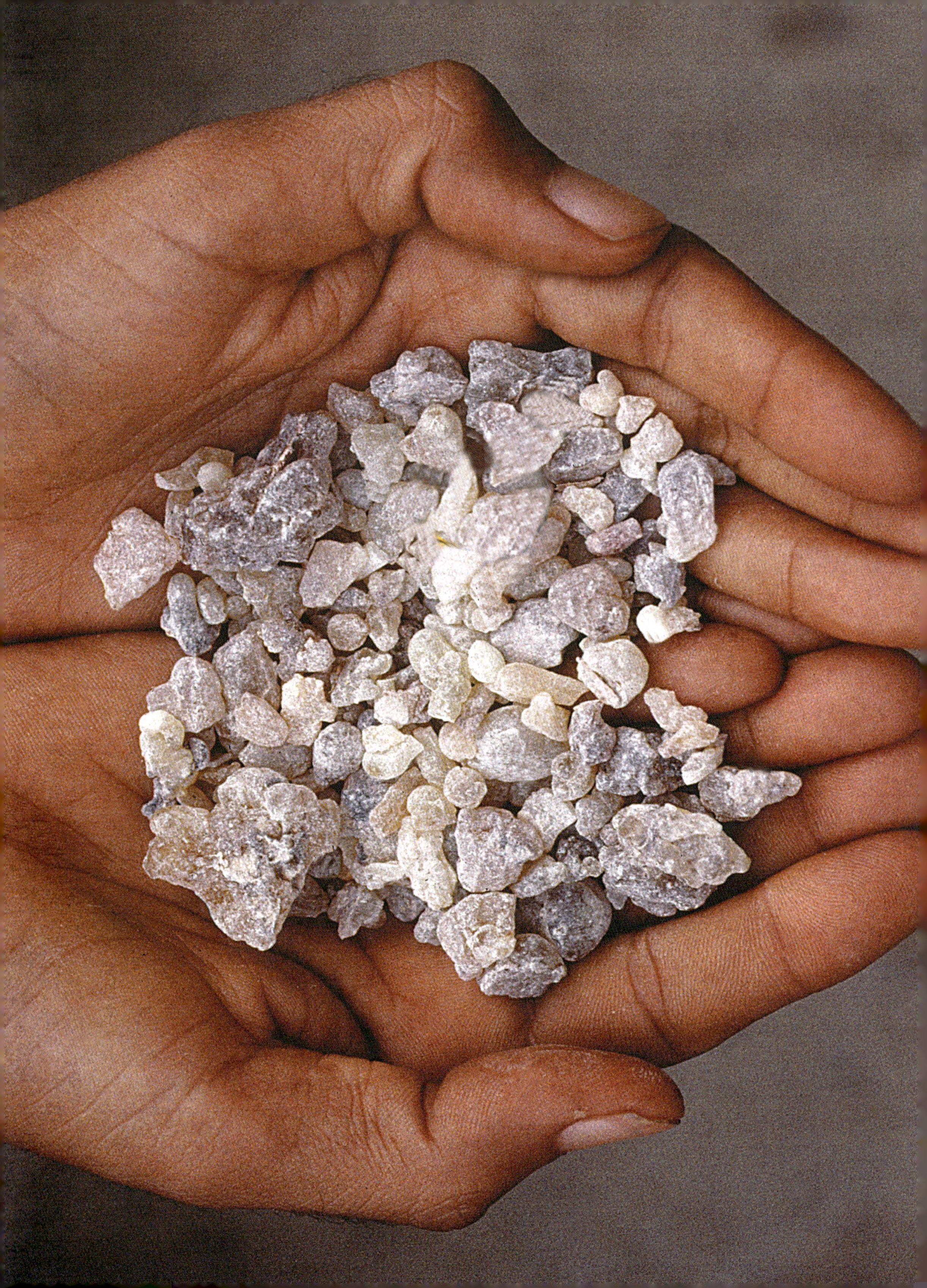

Die sanfte Alternative – *Schmerzlinderung mit Naturstoffen*

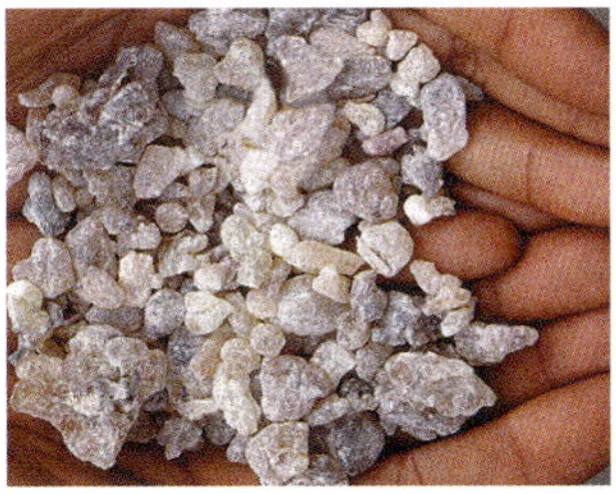

Weidenrinde – altbekannt und neu entdeckt im Heilwesen

Die Weidenrinde war bereits zu Zeiten von Hippokrates (460–377 v. Chr.) ein gefragtes Mittel gegen Schmerzen und Fieber. Auch kurze Zeit nach Christi Geburt finden sich solche Empfehlungen zur Anwendung der Weidenrinde in den Arzneibüchern bekannter griechischer Ärzte. Hildegard von Bingen (1098–1179 n. Chr.) empfahl ebenfalls Extrakte aus Weide und Pappel zur Behandlung von schmerzhaften Zuständen und fiebrigen Infekten. Die Weidenrinde geriet dann aber in Vergessenheit, bis Mitte des 18. Jahrhunderts ein Bericht des Engländers Edward Stone Beachtung fand, der 50 Patienten mit fiebriger Erkrankung erfolgreich mit der pulverisierten Weidenrinde, als Ersatz für die kaum verfügbare Chinarinde, behandelte. 1828 gelang es dem Münchner Pharmazieprofessor Andreas Buchner, eine kristalline Substanz aus der Rinde der Silberweide (Salix alba) zu isolieren, die er Salicin nannte. Das isolierte Salicin wurde – neben den Zubereitungen aus Weidenrinde – zu jener Zeit zur Behandlung rheumatischer Beschwerden eingesetzt, war jedoch nur in begrenzten Mengen verfügbar. Dank der chemischen Salicylsäuresynthese 1859 durch den Marburger Chemieprofessor Hermann Kolbe und der Herstellung der magenverträglicheren Acetylsalicylsäure 1897 durch Felix Hoffmann gelang es, diesen Wirkstoff billig und in unbegrenzten Mengen herzustellen. Die Erfolgsgeschichte als Schmerzmittel (Aspirin) begann. Weidenrindenextrakt bietet hierfür allerdings entscheidende Vortei-

Seit dem Altertum war die Weidenrinde als Schmerz und Fieber senkendes Mittel bekannt, geriet aber dann in Vergessenheit. Erst im 18. Jahrhundert wurde sie wieder für die Medizin entdeckt.

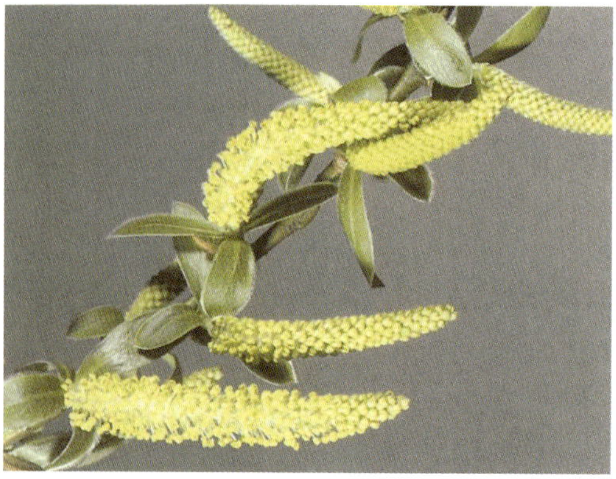

Männliche Blütenstände („Kätzchen“) der Weide

le. Im Extrakt liegt eine Vorstufe der Salicylsäure vor, die erst *nach* (und das ist das Entscheidende) Passieren des Magen-Darm-Traktes in die therapeutisch wirksame Salicylsäure überführt wird. Damit bleiben die gefürchteten Nebenwirkungen (z.B. Magenunverträglichkeit, Schleimhautschäden, Magenbluten) aus. Ein solches Präparat (in der Apotheke erhältlich, Handelsname z.B. *Assalix*®, Firma Bionorica, Neumarkt)ist daher für eine Langzeittherapie bei chronischen Gelenkschmerzen, die bei Abnutzungserscheinungen oder entzündlichen Prozessen auftreten können, bestens geeignet.

Weidenrindenextrakt ist absolut nebenwirkungsarm. Er ist daher für eine Langzeittherapie bei chronischen Gelenkschmerzen bestens geeignet.

Die mittlerweile vorliegenden Studien zum Einsatz des Weidenrindenextraktes (*Assalix*®) zeigen die sehr gute Wirkung hinsichtlich der Schmerzreduktion und der entzündungshemmenden Effekte bei guter Verträglichkeit.

Weidenrindenextrakt hat keine blutverdünnenden Effekte und kann die zu diesem Zweck eingesetzte Acetylsalicylsäure (Vorbeugung oder begleitende Behandlung von Herz-Kreislauf-Erkrankungen) nicht ersetzen.

Die heilende Wirkung von Weihrauch – kein Geheimtipp mehr

Weihrauch ist ein Naturheilmittel, welches in Indien bereits vor 3000 Jahren zur Behandlung von folgenden Erkrankungen eingesetzt wurde: rheumatische Beschwerden, Hautleiden, Atemwegserkrankungen, Menstruationsbeschwerden, Verdauungsstörungen und Krämpfe (siehe Tabelle 17). Auch der griechische Arzt Hippokrates empfahl bereits vor 2500 Jahren Weihrauch und Myrrhe zum Abheilen von Geschwüren. Im alten Ägypten fand Weihrauch bei Räucherzeremonien zur Ehrung der Götter und bei der Balsamierung der Toten Anwendung. Große Mengen des duftenden Harzes wurden von den Römern im Rahmen von Opferhandlungen verbrannt. Dort nahm der Weihrauch auch als Bestandteil heilender Salben und Arzneien eine wichtige Rolle ein.

Im Christentum wurde Weihrauch bei Prozessionen, Beerdigungen und Messen verbrannt. Er eignete sich aufgrund seiner harmonisierenden, entspannenden Effekte gut als Medium für den Rückzug nach innen. Mit der Entdeckung fernöstlicher Meditationstechniken gelangte der Weihrauch auch in die westliche Welt.

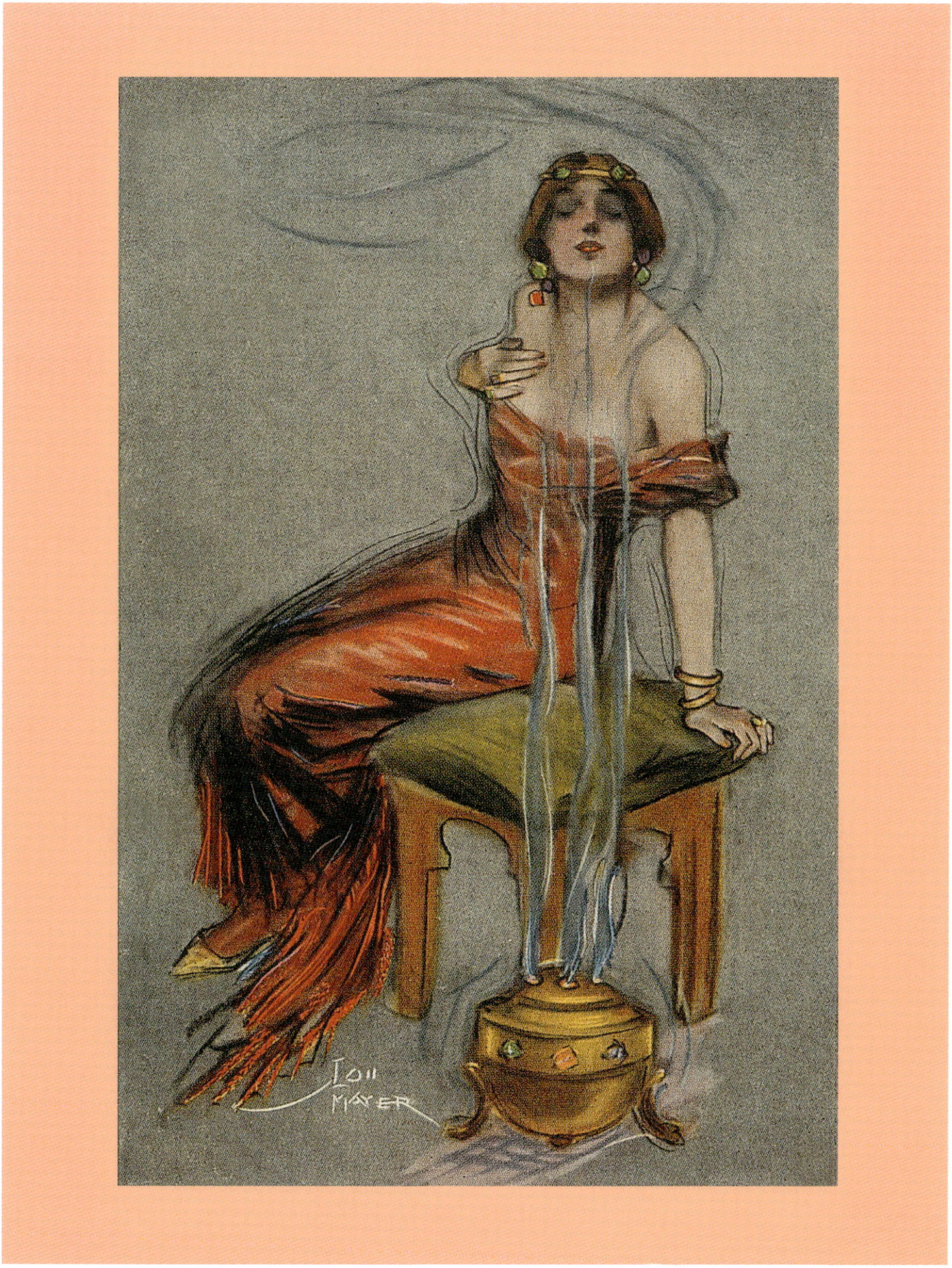
LOU MAYER

Tabelle 17: Heilende Wirkung des indischen Weihrauchs (ayurvedische Medizin)	
Wirkungsort	**Wirkungsweise**
gesamter Körper	entzündungshemmend
	blutstillend
	desinfizierend
Abwehrsystem und Fieber	fiebersenkend
Atemwege	auswurffördernd
	entzündungshemmend
	entkrampfend
Haut	wundreinigend
Nieren, Harnleiter	anregend
	keimtötend
	wassertreibend
Verdauungssystem	verdauungsfördernd
Nervensystem	stimulierend
	harmonisierend

Es gibt viele Weihraucharten. Achten Sie auf die Bezeichnung Boswellia serrata. Das ist die indische Weihrauchart, die bei den jüngsten medizinischen Studien immer wieder zum Einsatz kam.

In Indien gilt Weihrauch als Naturmedizin, die in Form von Salbenzubereitungen, Weihrauchextrakten und -pulvern zur Behandlung von Wunden, Geschwüren und Entzündungen traditionell Anwendung findet (siehe Tabelle 18). Dort kam bereits zu Beginn der Neunzigerjahre ein Handelspräparat auf den Markt, welches aus alkoholischen Extrakten des indischen Weihrauchbaums, Boswellia serrata, gewonnen wurde.

Mittlerweile kann man dank gezielter Forschung die Wirksamkeit des Weihrauchs z. B. bei entzündlichen Gelenk- und Darmerkrankungen belegen. Hier ist in erster Linie Professor Dr. Hermann P. T. Ammon zu nennen, der mit seinem Arbeitskreis an der Universität Tübingen viel zur Aufklärung bezüglich der Wirkungsweise des indischen Weihrauchs beigetragen hat.

Weihrauch ist ein Naturstoff mit sehr langer Tradition: Hinweise zum Einsatz bei Kranken sind bereits auf ägyptischen Hieroglyphentafeln und Papyrusrollen (4 000 v. Chr.) zu finden.
Die Verwendung von Weihrauchbalsam und -harz geht sogar bis in die Steinzeit zurück: In vorgeschichtlichen Gräbern hat man nach Weihrauch duftende Harzklumpen (Räucherkuchen) gefunden.

Boswellia serrata – der heilende Weihrauch

Weihrauchbäume zählen zur Familie der Balsamgewächse (Burseraceae), der wiederum insgesamt über 300 Arten tropischer Holzpflanzen angehören. Die Gattung Boswellia weist 25 verschiedene Arten auf. Für Heilzwecke besonders von Bedeutung ist die Art Boswellia serrata (Salai- oder Saphalbaum), die in den mittleren und nördlichen Teilen Ostindiens beheimatet ist. Das Harz dieser Pflanze ist auch unter dem Namen Olibanum bzw. Indian Olibanum bekannt.

Die verschiedenen Weihraucharten gedeihen unter kärgsten Bedingungen in Indien, Ostafrika und Arabien und erreichen eine Höhe von drei bis sechs Metern. Das Weihrauchharz wird vorwiegend aus diesen wild wachsenden Bäumen und Sträuchern gewonnen. Die Ernte erfolgt in den Monaten März bis April. Dazu werden die Bäume mithilfe eines speziellen Schabemessers an bis zu 30 verschiedenen Wundstellen am Stamm eingeschnitten. Der austretende Milchsaft härtet an der Luft zum weißlich bis rotbräunlich gefärbten Harz. Die indische Weihrauchart Boswellia serrata liefert etwa ein Kilogramm Harz pro Baum.

Tabelle 18: Anwendungsgebiete des indischen Weihrauchs in der indischen Volksmedizin (Beispiele)

innerlich	entzündliche Gelenkerkrankungen
	Schmerzlinderung
	Harnwegsentzündungen
	Fieber
	Durchfall
	Verdauungsstörungen
	Atemwegserkrankungen
	Gelbsucht
	Nervenkrankheiten
	Augenentzündungen
äußerlich	Wunden
	Mundschleimhautentzündungen
	chronische Geschwüre
	Hämorrhoiden

Wundersame Boswelliasäuren

Der indische Weihrauch wie auch die anderen Weihraucharten sind Vielstoffgemische, d.h., sie bestehen aus einer Vielzahl von einzelnen Stoffen: Mehr als 200 Inhaltsstoffe wurden identifiziert. Hauptsächlich können Harzstoffe (ca. 60 Prozent), Schleime (ca. 25 Prozent) und ätherische Öle (ca. 8 Prozent) nachgewiesen werden. Dank moderner Analysemethoden konnte man aus den Harzstoffen eine Stoffklasse herausfiltern, der etwa ein Drittel des reinen Harzes ausmacht: die medizinisch hochinteressanten Boswelliasäuren. Sie sind es, die in erster Linie für die heilsame Wirkung des Weihrauchs verantwortlich gemacht werden. Entzündungen, wie sie auch im Rahmen der aktivierten Arthrose vorkommen, sind äußerst komplexe Vorgänge, die durch kleinste Mengen bestimmter chemischer Stoffe im Körper ausgelöst werden: den so genannten Entzündungsvermittlern oder Entzündungsmediatoren. Diese werden meist am Ort der Entzündung durch bestimmte Enzyme freigesetzt und verursachen dort die Begleiterscheinungen einer Entzündung wie Schwellung, Überwärmung und Schmerz. Gelingt es, ähnlich wie bei dem oben besprochenen Wirkprinzip der Schmerzmittel (NSAR) und des Cortisons, die Freisetzung dieser Entzündungsvermittler zu unterbinden, kann man auch die Entzündung und die damit verbundenen, unangenehmen Symptome zurückdrängen.

Boswelliasäuren sind eine therapeutische Alternative bei Entzündungen, da sie – anders als die gängigen Schmerzmittel – äußerst nebenwirkungsarm und damit für eine Langzeitanwendung geeignet sind.

Nach diesem entzündungshemmenden Mechanismus wirken die im Weihrauch enthaltenen Boswelliasäuren. Nur wird hier ein anderer Hemmweg ausgeführt, der – anders als bei den Schmerzbomben – nahezu keinerlei Nebenwirkungen für den Körper zur Folge hat. So wird die Magenschleimhaut nicht angegriffen und das Blutgerinnungssystem nicht gestört.

Indischer Weihrauch besitzt starke antientzündliche Eigenschaften, die auch bei der Therapie der aktivierten Arthrose äußerst hilfreich sind.

Im Zusammenhang mit Arthrose besonders interessant ist auch, dass das indische Weihrauchharz nicht – wie dies die Schmerzmittel tun – den Glucosaminglykangehalt im Knorpel erniedrigt. Damit erfolgt durch die Anwendung von Boswellia serrata, im Gegensatz zur Einnahme von NSAR, kein weiterer Knorpelabbau durch den Wirkstoff.

Wissenschaftliche Untersuchungen bestätigen die gute Verträglichkeit von Boswellia serrata. Nur in seltenen Fällen wurden allergische Hautreaktionen oder Übelkeit beobachtet.

Gelenkverschleiß und Gelenkbeschwerden sind häufig mit entzündlichen Prozessen verbunden. Kombinationspräparate aus Knorpelaufbaustoffen (Glucosamin und Chondroitinsulfat) und Extrakten aus Boswellia serrata sind daher eine sinnvolle therapeutische Hilfe. Informationen zur Bezugsmöglichkeit eines solchen Produkts finden Sie auf Seite 122.

Was ich Ihnen rate

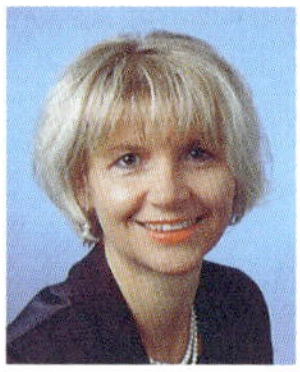

Auch wenn es in schweren Fällen nicht gelingt, ganz auf die entzündungshemmenden Schmerzmittel zu verzichten, kann man zumindest deren Dosis reduzieren. Das ist – angesichts der Nebenwirkungen der schmerzstillenden Bomben – schon ein entscheidender Vorteil.

Weihrauch im Spiegel der Wissenschaft

Mittlerweile liegen einige positive Ergebnisse zur Behandlung von entzündlichem Gelenkrheuma oder entzündlichen Darmerkrankungen mit indischem Weihrauch vor. Bei Patienten mit rheumatoider Arthritis hat man nach einer mehr-

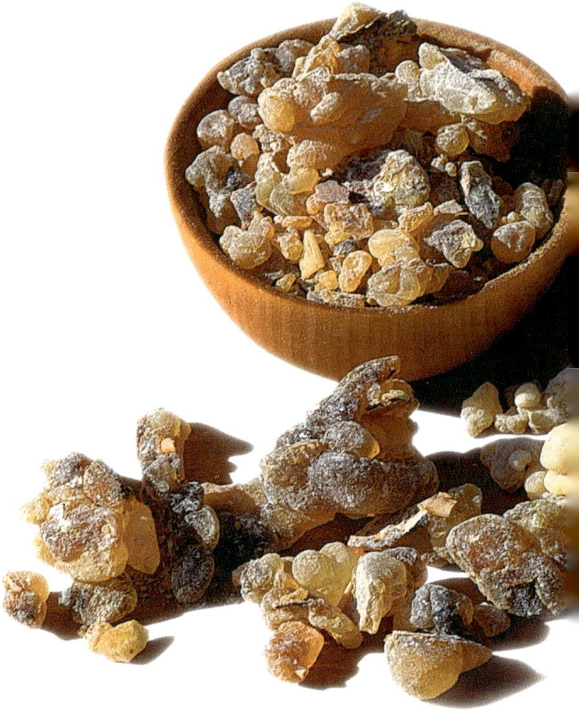

wöchigen täglichen Einnahme von Weihrauchextrakten eine deutliche Verbesserung der Beschwerden beobachtet: die Gelenkschwellungen und Schmerzen gingen bei etwa 70 Prozent der Patienten zurück. Die morgendliche Steifheit der betroffenen Gelenke besserte sich und das Allgemeinbefinden ebenfalls – bei sehr guter Verträglichkeit des Mittels.

Neben dem indischen Weihrauch machen seit einigen Jahren auch andere Pflanzenextrakte von sich reden: Teufelskralle, Brennnessel und Weidenrindenextrakt zeigen bei rheumatischen Erkrankungen in vielen Fällen ebenfalls gute Ergebnisse. Die Forschung läuft auch hier auf Hochtouren.

Interessante Therapieerfolge liegen auch für entzündliche Darmerkrankungen, wie beispielsweise Colitis ulcerosa, vor. Hier hat die mehrwöchige Gabe von indischem Weihrauch bei 80 Prozent der Studienteilnehmer zu einem deutlichen Rückgang von Unterleibsschmerzen, Absonderungen von Blut und Schleim im Stuhl und einer Verbesserung der Blutwerte geführt, wobei schwerwiegende Begleiterscheinungen nicht zu beobachten waren.

Was ich Ihnen rate

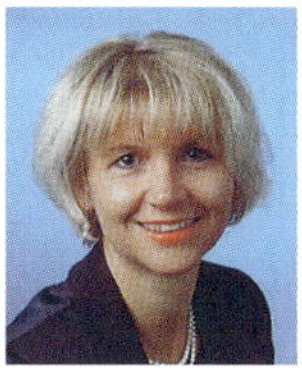

Bei Naturheilmitteln wie dem indischen Weihrauch ist Geduld gefragt. Die entzündungshemmende Wirkung tritt unter Umständen nicht sofort in Kraft, sondern erst nach einigen Wochen. Stellen Sie sich darauf ein.

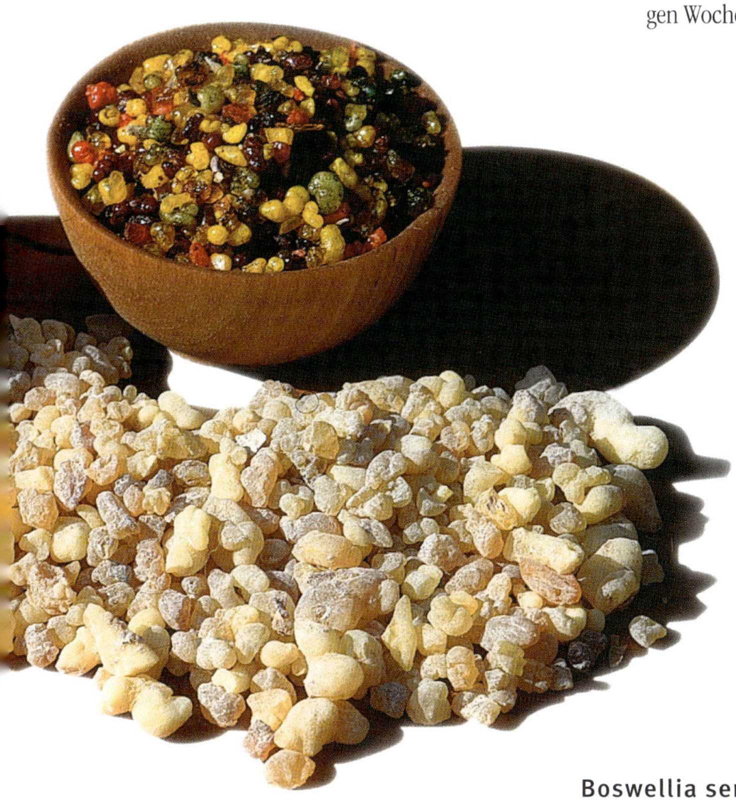

Schwefel – wirkungsvoller Naturstoff

Schwefel ist für den Knorpelaufbau sehr wichtig (siehe Seite 59). Tatsächlich hat der Schwefel im Heilwesen eine lange Tradition.

So brachte beispielsweise Agamemnon, der Führer der Griechen im Trojanischen Krieg, seine verwundeten Soldaten bereits vor Tausenden von Jahren zu den schwefelhaltigen heißen Quellen in die Nähe von Izmir in der Türkei.

Beethoven, Napoleon I., Agamemnon – sie alle schätzten die wohltuende Wirkung von Schwefelquellen.

Mozart und Beethoven schätzten die wohltuende Wirkung heißer Quellen in Österreich. Napoleon I. und Enrico Caruso suchten italienische Schwefelbäder wegen ihrer Gelenkbeschwerden auf.

Auch heutzutage gilt trotz aller moderner Therapiemöglichkeiten für Gelenkerkrankungen schwefelhaltigen heißen Quellen ein besonderes Interesse. Es erstaunt daher zunächst nicht allzu sehr, dass die Zufuhr schwefelhaltiger Stoffe im Körper selbst bei Erkrankungen des rheumatischen Formenkreises, zu welchem ja auch die Arthrose zählt, positive Veränderungen bewirkt.

Wiederentdeckung einer Natursubstanz

Ein schwefelhaltiger Naturstoff wurde bereits vor 130 Jahren von russischen Wissenschaftlern nachgebaut: DMSO, Dimethylsulfoxid. Diese Substanz kommt natürlicherweise im Holzstoff von Bäumen vor. DMSO findet sich aber auch in zahlreichen Nahrungsmitteln und im Körperblut (siehe Tabelle 20).

In Versuchen mit Pflanzen zeigte sich, dass DMSO innerhalb des Pflanzenkörpers offensichtlich alle Hürden überwinden und in alle Gewebe hineingelangen kann. Man beobachtete, dass dies einerseits auf die winzige Teilchengröße, andererseits auf eine Verbesserung der Durchlässigkeit der Zellwände zurückzuführen ist. Es gelang sogar nachzuweisen, dass DMSO als eine Art Taxi fungieren kann und in der Lage ist, Stoffe in Zellen und Gewebe einzuschleusen. Das eröffnete für die äußerliche Anwendung von Wirkstoffen völlig neue Perspektiven: mit DMSO gelang es, nicht nur den im Molekül selbst enthaltenen Schwefel, sondern auch andere Substanzen über die Haut direkt ins Blut zu transportieren.

Weitere Beobachtungen, die man gemacht hat, betreffen die schmerz- und entzündungshemmende Wirkung des Stoffes (siehe Tabelle 19). Bringt man beispielsweise DMSO direkt auf die Haut eines verstauchten Knöchels, so kann man innerhalb kürzester Zeit einen Rückgang der Schwellung feststellen. Der Wirkstoff hemmt entzündungsfördernde Enzyme und

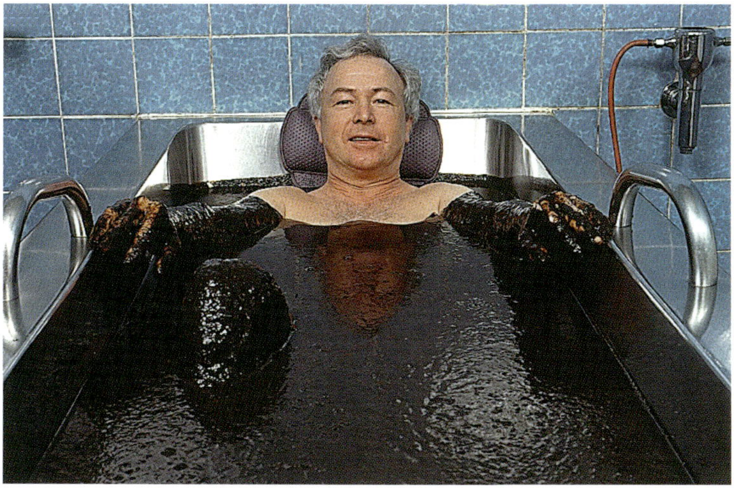

Fangoschlamm – nicht nur Wärmeträger, sondern auch therapeutisch wertvoll durch Schwefel.

Dort werden die Schmerzreize aufgenommen und über zwei spezielle Nervenfasern – die markhaltigen A-Deltafasern und die marklosen C-Fasern – wie über zwei Stromkabel zum „Kabelschacht" Rückenmark weitergegeben. Hier ist die Endstation für diese beiden Faserstränge, denn von hier aus werden die Schmerzreize über Nervenzellen zum Gehirn geleitet, wo die Empfindung des Schmerzes erzeugt wird. Das Gehirn meldet dann die Gefahr an die entsprechenden Körperstellen und veranlasst Gegenmaßnahmen, wie beispielsweise eine verstärkte Durchblutung verletzter Körperregionen.

Fantastischer Schmerzkiller: Untersuchungen haben dem Naturstoff DMSO eine schmerzstillende Wirkung bescheinigt, die derjenigen des Morphins vergleichbar ist.

DMSO hemmt gezielt die Weiterleitung der Schmerzreize über die C-Fasern und unterbindet damit die Informationsübertragung zum Gehirn, dem Ort, wo Schmerzen „gemacht" werden. Mittlerweile wird DMSO in mehr als 125 Ländern, darunter auch in Deutschland und der Schweiz, erfolgreich bei Verletzungen und Schmerzzuständen eingesetzt.

unterbindet die Ansammlung von weißen Blutkörperchen im Entzündungsgebiet, wodurch der entzündliche Prozess zusätzlich gestoppt wird.

DMSO hat sich darüber hinaus als hocheffizienter Radikalefänger erwiesen, es vernichtet diese an entzündlichen Prozessen beteiligten aggressiven, gewebeschädigenden kleinen Teilchen. Außerdem konnte nachgewiesen werden, dass DMSO Wasseransammlungen (Ödembildung) entgegenwirkt.

Die Schmerzlinderung durch DMSO basiert auf einer völlig anderen Funktionsweise als die der synthetischen Schmerzmittel. Ist Gefahr im Verzug, beispielsweise im Rahmen von Entzündungen, meldet normalerweise das körpereigene Warnsystem die Informationen über die Nervenfasern zum Gehirn. Die sensiblen Enden der Nervenfasern befinden sich u. a. in der Haut, der Muskulatur, in den Blutgefäßen und in den Gelenken.

Mit DMSO wurden in der Vergangenheit mehr als 55 000 wissenschaftliche Untersuchungen durchgeführt und viele Millionen Menschen griffen bislang auf den natürlichen Schmerzkiller zurück. Dabei konnte auch diesem Wirkstoff eine gute Verträglichkeit mit einem geringen Nebenwirkungspotenzial attestiert werden. Trotzdem haftet der Substanz ein großer Nachteil an: Personen, die die Substanz äußerlich oder innerlich anwenden, werden von einem fischartigen Körper- und Mundgeruch geplagt. Das ist natürlich für Betroffene und ihre Mitmenschen äußerst unangenehm.

Der Biostoff DMSO wird in mehr als 125 Ländern erfolgreich in der Schmerztherapie eingesetzt.

Tabelle 19: Die Wirkungen und Effekte von DMSO sind vielseitig

schmerzlindernd		
entzündungshemmend		Verbesserung der Beweglichkeit
abschwellend		
muskelentspannend		
gefäßerweiternd	▶	raschere Heilung
harnflussfördernd		
hemmt das Wachstum von Bakterien		Verkürzung der Ausfallzeiten bei Sportverletzungen
Radikalenfänger		

DMSO wird mit Erfolg auch in Form DMSO-haltiger Salben angewandt. Äußerlich angewandt ist DMSO schmerzstillend und wirkt Ödemen entgegen. Aufgrund seiner Fähigkeit, biologische Membranen zu durchdringen, kann DMSO als eine Art Taxi Wirkstoffe in die Haut einschleusen und deren Verteilung dort begünstigen.

Des Rätsels Lösung: MSM

DMSO wird nach Aufnahme in den Körper zu einem Teil in Dimethylsulfid, zu einem anderen Teil in Methylsulfonylmethan (MSM) überführt, wobei Ersteres den unangenehmen Geruch verursacht. Solche Schwefelverbindungen sind es auch, die beispielsweise den charakteristischen Geruch von gekochtem Kohl ausmachen, die Tränen beim Zwiebelschneiden auslösen oder natürlicherweise im Knoblauch enthalten sind. Gerade Zwiebelgewächse sind enorm reich an Sulfiden, die für die entzündungshemmende und keimabtötende Wirkung verantwortlich gemacht werden. In Tabelle 20 sehen Sie Beispiele für das natürliche Vorkommen von DMSO und MSM in diversen Nahrungsmitteln.

Obgleich zu MSM weit weniger Untersuchungen vorliegen als zu DMSO, konnte man bisher doch eine Reihe jener positiver Effekte beobachten, die für die Muttersubstanz DMSO bereits festgestellt wurden (siehe Tabelle 19). So kann MSM beispielsweise eine ebenso gute schmerz- und entzündungshemmende Wirkung bescheinigt werden. Nach Einnahme wird MSM, anders als DMSO, nicht in das geruchserzeugende Dimethylsulfid überführt und hat damit einen ganz entscheidenden Vorteil: der Fischgeruch bleibt bei der Anwendung dieser Substanz aus.

Ein ganz entscheidender Vorteil von MSM im Vergleich zur Muttersubstanz DMSO ist das Ausbleiben des unangenehmen Körper- und Mundgeruchs bei vergleichbaren schmerz- und entzündungshemmenden Eigenschaften.

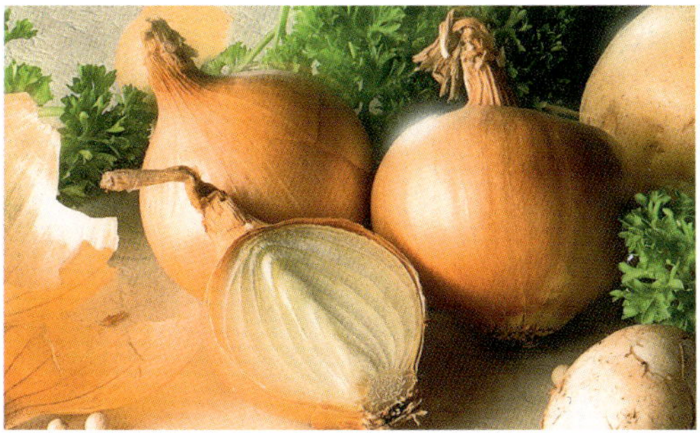

Was nach Chemie klingt, ist Natur pur: Methylsulfonylmethan – der Stoff, der uns beim Zwiebelschneiden die Tränen in die Augen treibt!

Tabelle 20: Vorkommen von DMSO und MSM in Nahrungs- und Genussmitteln

	Gehalt an DMSO (in mg/kg)	Gehalt an MSM (in mg/kg)
Bier	1,40	0,14
Himbeeren	0,58	nur Spuren
Kaffee	2,60	1,60
Milch	0,13	3,3
Sauerkraut	0,40	0,00
Tee	16,00	0,30
Tomatenmark	2,90	0,64
Milch	10,13	3,3

Tausendsassa MSM

Erfahrungsberichte von Ärzten aus den USA, die MSM bei Gelenkschmerzpatienten anwandten, zeigen, dass die Einnahme der Substanz bereits nach wenigen Wochen zu einer deutlichen Verbesserung des Allgemeinzustands führt: Schmerzreduktion, bessere Beweglichkeit und die erhöhte Bereitschaft zu gymnastischen Übungen lassen auf eine Verbesserung der Lebensqualität schließen.

Hierbei kommt vermutlich ein weiterer Effekt des MSM zum Tragen: Nicht selten werden Verletzungen auch von Muskelverkrampfungen begleitet, die wiederum Schmerzen und Funktionseinbußen der Gelenke nach sich ziehen. MSM wirkt diesen Krampfzuständen entgegen, macht die Zellhüllen durchlässiger und erhöht den Blutfluss. Damit gelangen wichtige wundheilungsfördernde, körpereigene Stoffe schneller an den Ort der Verletzung bzw. Entzündung, was sich ebenfalls positiv auf den Heilprozess auswirkt.

Außerdem liefert MSM bioaktiven Schwefel, der, wie Untersuchungen gezeigt haben, in die schwefelhaltigen Aminosäuren Methionin und Cystein eingebaut wird. Dies wird durch festere Nägel, weiche und glänzende Haare und ein gefestigtes Bindegewebe deutlich, wo diese Eiweißbausteine eine besondere Rolle spielen.

Ein weiteres Phänomen, welches gerade bei Arthrose-Patienten von Bedeutung ist, betrifft die Hemmung der fortschreitenden Knorpeldegeneration durch MSM. Man vermutet, dass der in der Substanz enthaltene Schwefel die Vernetzung der Glucosaminglykane fördert und eventuell damit eine zu den Chondroprotektiva (Glucosamin und Chondroitinsulfat) ergänzende Wirkung vorliegt. Dafür sprechen Einzelbeobachtungen mit Patienten, die bei kombinierter Einnahme von Glucosamin

Erwarten Sie keine Wunder! Gerade wenn Schmerzen und Entzündungen chronisch sind, stellt sich die schmerzdämpfende Wirkung nicht über Nacht ein.

und MSM weitaus bessere Erfolge beschrieben als bei der jeweiligen Anwendung der Einzelsubstanzen.

Interessant ist auch, dass MSM vermutlich, wie für DMSO nachgewiesen, einen Spareffekt auf die Ausschüttung von Cortisol, dem körpereigenen Cortison, ausübt: Die Gabe von DMSO verringert die Bildung bzw. Freisetzung des antientzündlich wirkenden Cortisols in der Nebennierenrinde. Für die Annahme eines vergleichbaren Effekts durch MSM spricht die Tatsache, dass in vielen Fällen das verordnete Cortison bei gleichzeitiger Anwendung von MSM in seiner Dosis reduziert werden konnte. Die Untersuchungen hierzu sind in den USA in vollem Gang.

Sollten Sie gleichzeitig blutverdünnende Mittel einnehmen, müssen Sie berücksichtigen, dass MSM den blutverdünnenden Effekt verstärken kann.

Generell gilt: Setzen Sie niemals eigenmächtig und ohne Rücksprache ein vom Arzt verordnetes Medikament ab. Besprechen Sie alternative Möglichkeiten immer zuerst mit Ihrem Therapeuten.

Eigenschaften und Wirkeffekte von MSM

- schmerzstillend
- entzündungshemmend
- entkrampfend
- zell- und gewebedurchgängig
- gefäßerweiternd

Tabelle 21: Mögliche Anwendung von MSM bei Schmerzzuständen aller Art
Arthrose
Kopfschmerzen
Muskelschmerzen
rheumatoide Arthritis
Rückenschmerzen
schmerzhafte Verletzungen
Sehnenentzündungen
Zahnschmerzen

Die Kombination macht's

Abnutzungserscheinungen im Gelenk werden häufig von entzündlichen Prozessen und schmerzhaften Zuständen begleitet. Die konventionelle Therapie mit nicht steroidalen Antirheumatika und/oder Cortison wird sich nicht in jedem Fall vermeiden lassen. Ein alternativer Ansatzpunkt bzw. eine Möglichkeit zur begleitenden Therapie bieten Knorpelstoffe wie Glucosamin und Chondroitinsulfat in Kombination mit indischem Weihrauchextrakt (Boswellia serrata) und Methylsulfonylmethan (MSM). Die ersten beiden Substanzen regen die Knorpelregeneration an und wirken einer weiteren Knorpeldegeneration entgegen. Boswellia serrata wirkt antientzündlich und bekämpft damit die knorpelschädigenden Vorgänge in den Gelenken. Begleiterscheinungen wie Schwellungen oder Schmerzen werden gemildert. MSM unterstützt effektiv die Schmerzbekämpfung.

Aufgrund der derzeit (noch) gültigen Gesetzeslage ist ein solches Kombinationspräparat in Deutschland nicht erhältlich. Diese Nahrungsergänzungsmittel dürfen in Deutschland, trotz aller positiven Hinweise aus der Wissenschaft, weder beworben noch vertrieben werden. Jegliche Werbung wird hierzulande strafrechtlich verfolgt. In den USA und in anderen europäischen Ländern sind diese Produkte jedoch für jedermann zugänglich und frei verkäuflich. Dabei sind Kapseln den gepressten Tabletten vorzuziehen, da die Wirkstoffe in dieser Form besser freigesetzt und vom Körper aufgenommen werden.

Was ich Ihnen rate

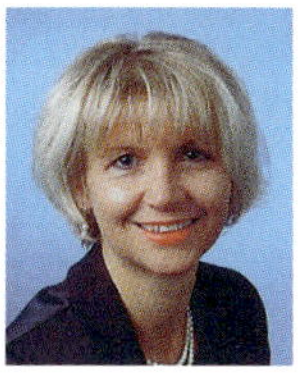

- Achten Sie auf die Kombination in Kapselform, die Wirkstoffe werden aus Tabletten schlechter aufgenommen.
- Angesichts der BSE-Problematik sollten Sie Wert darauf legen, dass die Kapselhülle aus pflanzlichen Stoffen besteht.
- Informationen zu diesen Kombinationspräparaten finden Sie auf Seite 122.

Extrakten des indischen Weihrauchs oder dem Radikalefänger Vitamin E in Schach halten und Schmerzen – alternativ zu den nebenwirkungsbelasteten üblichen Schmerzmitteln – mit den natürlichen Stoffen Dimethylsulfoxid bzw. Methylsulfonylmethan bekämpfen.

Verlieren sie nicht den Mut! Es gibt viele Möglichkeiten, die Funktionsfähigkeit der geschädigten Gelenke zu verbessern.

Doch mit der Bekämpfung der Schmerzen allein ist es nicht getan. Das A und O bei Arthrose sind physiotherapeutische Maßnahmen mit dem Ziel, Selbstheilungskräfte zu mobilisieren und den betroffenen Gelenken wieder zu Beweglichkeit zu verhelfen. Hier gibt es mehrere Möglichkeiten: Kälte- oder Wärmeanwendungen, Packungen, Elektrotherapie, Massagen und gymnastische Übungen. Auch der Ultraschall kann zur therapeutischen Anwendung

Physiotherapie – Ihre aktive Mithilfe ist gefordert

Es gibt also viele risikoarme Therapieansätze: Mit Knorpelstoffen wie Glucosamin und Chondroitinsulfat können Sie den Knorpelstoffwechsel unterstützen und damit die Regeneration fördern bzw. dem Fortschreiten des Gelenkverschleißes entgegenwirken. Entzündungen kann man mit

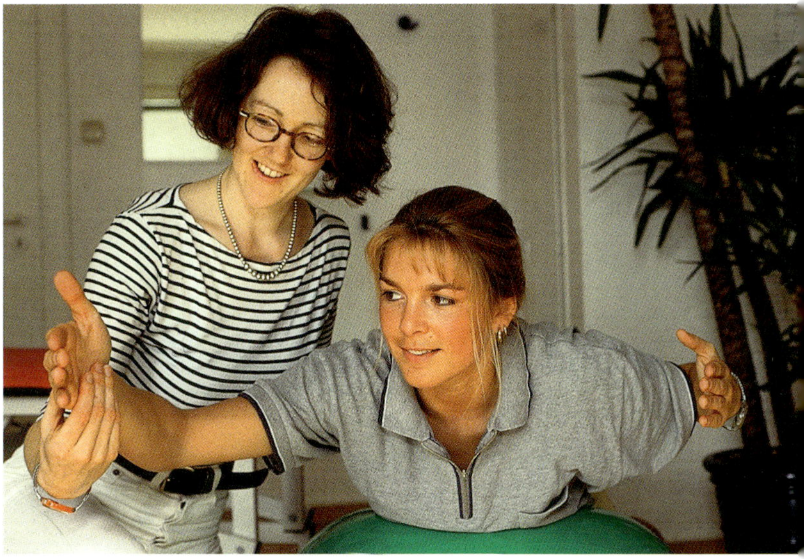

kommen. Da nicht jede dieser Methoden für alle Arthose-Patienten gleichermaßen infrage kommt, ist die ärztliche Betreuung unumgänglich. Ihr behandelnder Arzt wird nach eingehenden Untersuchungen die entsprechenden Verfahren je nach Stadium und Krankheitszustand auswählen und mit Ihnen besprechen.

Mit Kälte gegen Schwellung und Schmerz

Kälte in Form kalter Umschläge oder Eiswürfelpackungen hat sich besonders bei der aktivierten Arthrose mit schmerzhaften Zuständen bewährt. Auch bei geschwollenen Gelenken kann Kühlung eine sehr wirksame Behandlung sein. Durch die örtliche Abkühlung wird der Stoffwechsel gedrosselt und die Reizung der Gelenkinnenhaut gelindert, was ein Zurückgehen der Schwellung und eine Schmerzlinderung zur Folge hat. Sind die Beschwerden am Hand- oder Ellenbogengelenk, können Sie den Unterarm auch durch Eintauchen in eine flache Schüssel oder Wanne mit kaltem Wasser kühlen. Tauchen Sie die Hand oder den Unterarm ganz kurz (etwa 10 bis 20 Sekunden) ein und bewegen Sie das Gelenk dabei. Anschließend trocknen Sie den Arm ab, warten zwei Minuten ab und nehmen erneut ein kurzes Tauchbad. Diesen Vorgang sollten Sie mehrmals (bis zu zehnmal) durchführen, üblicherweise lässt der Schmerz dann nach.

In der Apotheke werden zur Kälteanwendung auch so genannte cold/hot packs angeboten. Das sind in Plastik eingeschweißte Gelkompressen, die ein Spezialgel enthalten. Sie lassen sich sowohl im Gefrierfach kühlen als auch im heißen Wasserbad erwärmen – sind also auch zur Wärmeanwendung geeignet.

Eine weitere Möglichkeit bieten Eissprays, die beim Aufsprühen Kälte erzeugen, oder kühlende Salben, die ebenfalls in der Apotheke erhältlich sind.

Kälte im Paket. Das so genannte cold pack kann große Erleichterung verschaffen.

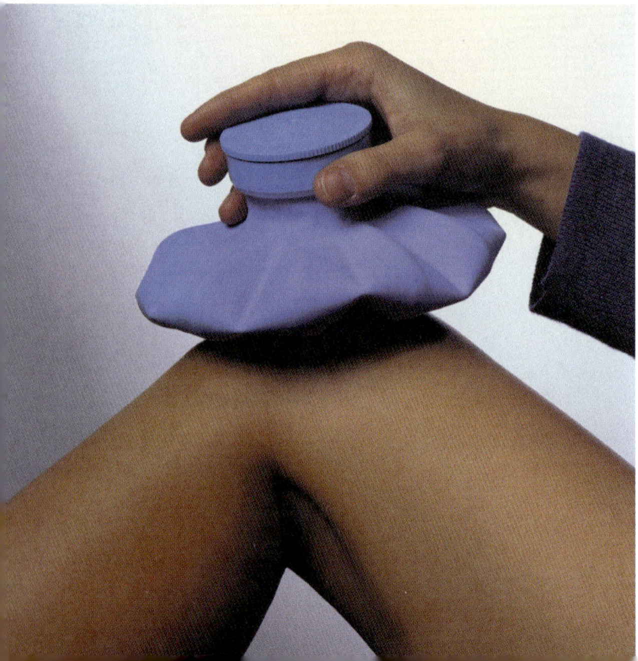

Was ich Ihnen rate

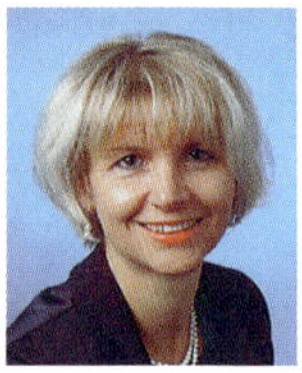

- Die Dauer pro Anwendung sollte zeitlich begrenzt sein. Achten Sie darauf, dass die Haut nicht unterkühlt wird. Sollte sich die Haut während der Behandlung massiv röten, die Finger weiß werden oder sollten sich die Schmerzen verstärken, müssen Sie die Behandlung sofort abbrechen.
- Bei geschwächtem Abwehrsystem infolge von Grippe, Erkältungen, Fieber und bakteriellen Infekten sollten Sie auf jegliche Kälteanwendung verzichten.

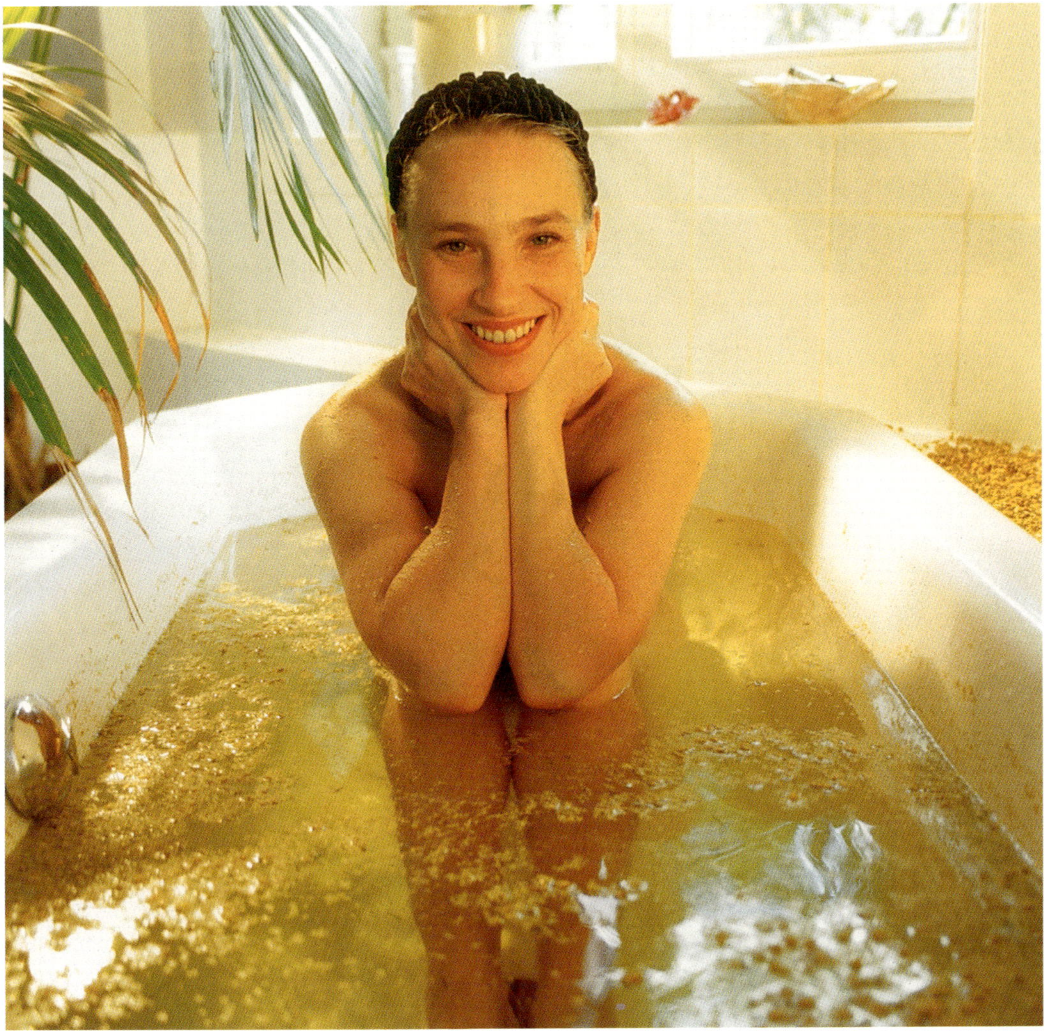

Wärme schenkt nicht nur Wohlbehagen

Wärmeanwendungen waren bereits in der Antike beliebt: heiße Quellen und Thermalbäder wirkten schon damals bei Gelenkbeschwerden oft wahre Wunder. Wärme fördert den Heilungsprozess und lindert Schmerzen. Die Blutgefäße werden erweitert und die Durchblutung gefördert. Mit dem verstärkten Blutstrom gelangen auch mehr wichtige Nährstoffe zu den Gelenken, die für Reparaturarbeiten oder zur Bekämpfung der Entzündung benötigt werden.

Richtig angewandt lockert und entspannt Wärme die verkrampfte Muskulatur, das Gelenk wird beweglicher. Ein weiterer positiver Effekt kommt hinzu: Sind die Muskeln, beispielsweise durch Schmerzen, angespannt, kann sich diese Zugkraft auch auf die Sehnen ausdehnen, die in diesem Fall zusätzlich belastet werden und ebenfalls schmerzen können. Durch die wärmebedingte Muskelentspannung werden auch die Sehnen entlastet.

Für die praktische Durchführung der Wärmeanwendung gibt es mehrere Möglichkeiten. Wichtig ist, dass nur die gelenkumgebende Muskulatur und nicht das Gelenk selbst erwärmt wird. Auch hier ist grundlegend der Rat des behandelnden Therapeuten einzuholen. Einfach in der Handhabung und darüber hinaus auch noch billig sind feuchtwarme Wickel mit einem Baumwolltuch. Als Wärmespender können auch Heizkissen oder Wärmflaschen eingesetzt werden.

Wärme vom Schaf und von der Ziege. Das richtige Darunter (Angora- oder Schafwolle) ist die halbe Miete.

Wohltuend können Wärmebäder mit einem Zusatz aus ätherischen Ölen (z. B. Rosmarin, Latschenkiefer, Fichtennadel) sein, die entkrampfend und entspannend wirken. Einen noch besseren Effekt erzielt man mit den so genannten Bewegungsbädern: bei Temperaturen zwischen 30 und 32 Grad wird der Körper „schwebend" und damit ohne Belastung der Gelenke bewegt. Hierbei stehen die krampflösenden Effekte der gelenkumgebenden Muskulatur im Vordergrund. Die persönlichen Voraussetzungen des Patienten müssen bei der Verordnung berücksichtigt werden (z. B. bestehende Herzerkrankungen und Bluthochdruck).

In der Apotheke sind Wärmesalben oder Wärmepflaster mit durchblutungsfördernden Stoffen (z. B. mit Extrakten aus Cayennepfeffer) erhältlich, die ebenfalls eine gute Wirkung zeigen.

Eine weitere Möglichkeit, die von Physiotherapeuten häufig genutzt wird, ist die trockene Wärme mit mineralischem Schlamm (Fango, siehe auch Seite 77). Für den Hausgebrauch kann Fango ebenfalls vom Apotheker bezogen werden. Die Schlammplatten werden im Backofen erhitzt und auf die betroffenen Stellen aufgebracht.

Was ich Ihnen rate

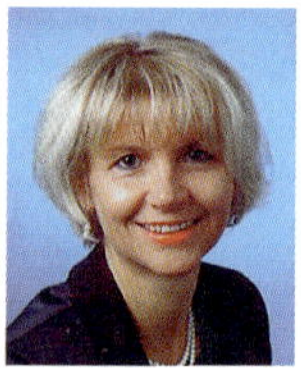

- Wärme darf nur bei nicht geschwollenen und nicht entzündeten Gelenken angewendet werden (dies gilt auch für Wärmebäder).
- Generell gilt: Sprechen Sie mit Ihrem Arzt, bevor Sie zur Kälte- bzw. Wärmetherapie greifen.

Elektrotherapie – Strombehandlung in vielen Varianten

Grundlegend dient die Elektrotherapie mit Strömen und Kurz- bzw. Mikrowellen der Anregung des Stoffwechsels und der Förderung der Durchblutung. Damit gelingt letztlich die Verbesserung der Nährstoffzufuhr und gleichzeitig der Abtransport von Stoffwechselschlacken. Auch eine schmerzlindernde und entkrampfende Wirkung ist zu verzeichnen. Um es gleich vorwegzunehmen: mit dem Strom aus der Steckdose klappt das nicht. Für dieses Verfahren kommt ein speziell erzeugter Wechselstrom oder Gleichstrom mit unterschiedlichen Frequenzbereichen zur Anwendung. Durch die gezielte Auswahl der Frequenz ist es möglich, die Effekte zu steuern – so kann eine eher entspannende und schmerzlindernde oder eine stärkere antientzündliche Wirkung erreicht werden.

Mithilfe elektrischer Ströme können auch Salben und deren Wirkstoffe besser und tiefer durch die Haut in den Körper und zum Gelenk transportiert werden. Dazu wird die Salbe auf die Haut aufgetragen und anschließend über Elektroden an den Strom angeschlossen. Diese Methode verwendet man hauptsächlich bei Patienten mit schmerzhaften Arthrose-Zuständen oder auch bei Muskel- und Sehnenschmerzen.

Tiefer liegende, schmerzende Gewebeschichten erreicht man mit dem so genannten Interferenzstrom. Zwei Wechselstromkreise unterschiedlicher Frequenz werden durch Elektroden an der Haut angelegt. Durch die Kreuzung der beiden Ströme werden Schwingungen erzeugt, die nun ihrerseits tief in das Gewebe eindringen und dort Schmerzlinderung und Entspannung herbeiführen können. Bei schmerzhaften arthrotischen Gelenkveränderungen, Schulter- und Wirbelsäulenerkrankungen kann dieses Verfahren sehr hilfreich sein.

Kurz- und Mikrowellen finden bei Arthrose ebenfalls Anwendung, da sie eine Tiefenwärme erzeugen, die ebenfalls entspannend und stoffwechselanregend wirkt.

Eine neuere Anwendungsmethode bedient sich der Reizung schmerzvermittelnder Nervenfasern mittels Impulsstrom: TENS – transkutane elektrische Nervenstimulation. Was zunächst widersprüchlich klingt, ist letztlich doch sinnvoll: wenn die schmerzauslösenden Nervenfasern ständig gereizt werden, kommt es zu einer Art Ermüdung: die Nervenfasern „geben auf", die Schmerzweiterleitung zum Rückenmark wird unterbrochen, die Schmerzen lassen nach. Solche Impulsstrom erzeugenden Geräte gibt es mittlerweile in einem handlichen Format, womit grundlegend die Möglichkeit gegeben ist, diese Methode auch zu Hause anzuwenden. Am besten besprechen Sie dieses mit Ihrem behandelnden Arzt.

Müde Schmerzleiter. Mithilfe der TENS machen die schmerzleitenden Nervenfasern schlapp.

Stromstopp!

Die Elektrotherapie darf nicht angewandt werden bei Personen, die Metallkörper wie Nägel oder Platten tragen, einen Herzschrittmacher besitzen oder bei Frauen mit (kupferhaltiger) Spirale zur Empfängnisverhütung.

Ultraschall – Therapie ohne Nebenwirkungen

Auch Ultraschall kann schmerzende Arthrosen – vor allem Knie- und Hüftarthrosen – günstig beeinflussen. Die Schallwellen erzeugen eine Tiefenwärme im Gewebe und verursachen Vibrationen, die ihrerseits den Blutfluss in Schwung bringen. Häufig kombiniert man die Ultraschallbehandlung mit der klassischen Stromtherapie und erzielt damit größere Effekte als mit der Einzelanwendung der beiden Verfahren.

Ultraschallanwendungen haben sich vor allem bei Knie- und Hüftarthrose bewährt. Bei der so genannten subaqualen Behandlung mit Ultraschall erfolgt die Anwendung unter Wasser, z. B. in einer Wanne. Diese Methode hat, beispielsweise bei der Handarthrose, den Vorteil, dass mehrere Gelenke gleichzeitig behandelt werden können.

Bewegungstherapie – Hilfe für Gelenke und Muskeln

Regelmäßige Bewegung der Gelenke ist für die Nährstoffversorgung unabdingbar. Gerade das arthrotisch veränderte Gelenk, wo bereits Knorpelverschleiß zu beklagen ist, muss bewegt werden, da nur so die notwendigen Nähr- und Baustoffe in den Gelenkspalt kommen können. Umgekehrt werden dadurch auch Abfallstoffe aus dem Spalt entsorgt.

Ohne Bewegung verhungert und verkümmert das Gelenk.

Was ich Ihnen rate

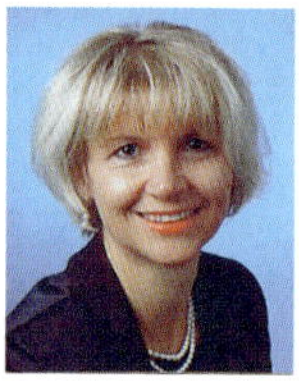

- Wichtig ist die regelmäßige Durchführung der verordneten Übungen. Suchen Sie sich eine Tageszeit aus, die Sie beibehalten, und üben Sie täglich mindestens 10 (besser 20) Minuten.
- Die Anspannungsdauer sollte maximal sechs Sekunden (auf sechs zählen) dauern. Danach sollte eine kurze Pause von 20 Sekunden eingehalten werden, bevor die Übung erneut durchgeführt wird. Bereits wenige Anspannungen pro Tag, über mehrere Wochen durchgeführt, zeigen positive Effekte.
- Schmerzen Ihre Gelenke bei der Durchführung, sollten Sie diese Warnsignale nicht ignorieren, vielleicht sind die angewandten Übungen nicht die richtigen. Sprechen Sie mit Ihrem Arzt darüber.

Menschen mit Arthrose neigen nur allzu gern dazu, gerade die betroffenen (eventuell schmerzenden) Gelenke zu schonen. In diesen Fällen kann oft eine Schrumpfung der Gelenkkapsel und eine Verkümmerung und Verkürzung der Muskeln beobachtet werden. Das wiederum hat eine Einschränkung der Beweglichkeit zur Folge: die Gefahr, dass das Gelenk steif wird, steigt.

Nun sind keine Gewaltkuren angesagt, vielmehr muss das Gelenk schonend bewegt werden. Durch tägliche, behutsame Bewegungsübungen erreicht man eine Dehnung und Kräftigung der Muskeln, und diese stützen und entlasten das vom Gelenkverschleiß betroffene Gelenk. Am besten ist es, gezielte Übungen nach der Anweisung von geschultem Fachpersonal (Krankengymnast) durchzuführen.

Grundelemente der Bewegungstherapie sind Dehnungs- und Bewegungsübungen ohne Belastung der Gelenke. Die positive Wirkung ist umso besser, je behutsamer und langsamer diese Übungen ausgeführt werden. Die ruckartige Dehnung gehört in die Zeiten des Turnvaters Jahn und entspricht nicht mehr dem Kenntnisstand der modernen Physiotherapie.

Eine gute Dehnungsübung besteht beispielsweise darin, die Beine im Stehen zu spreizen und die Hüften dann so weit zur Seite zu bewegen, bis ein leichtes Ziehen an der Innenseite des Oberschenkels verspürt wird. Das Kniegelenk kann entlastend bewegt werden, indem man die Ferse auf einen Stuhl legt und das Knie frei durchhängen lässt.

Für Bewegung ohne Belastung kommt beispielsweise „Radfahren in der Luft“ infrage, welches man im Liegen ausführen kann oder richtiges Radfahren in ebenem Gelände.

Leicht durchführbar sind auch Übungen, die der Kräftigung der Muskeln dienen, wobei das Gelenk nicht bewegt wird (isometrisches Training). So können im Sitzen die Hüft-, Gesäß- oder Wadenmuskeln angespannt werden, was gerade bei Hüftarthrose eine wertvolle Übung ist. Die Schulter wird gekräftigt, indem man die Hände verschränkt und dann versucht, sie auseinander zu ziehen oder gegeneinander zu drücken. Für jede Muskelgruppe gibt es verschiedene Übungsmöglichkeiten.

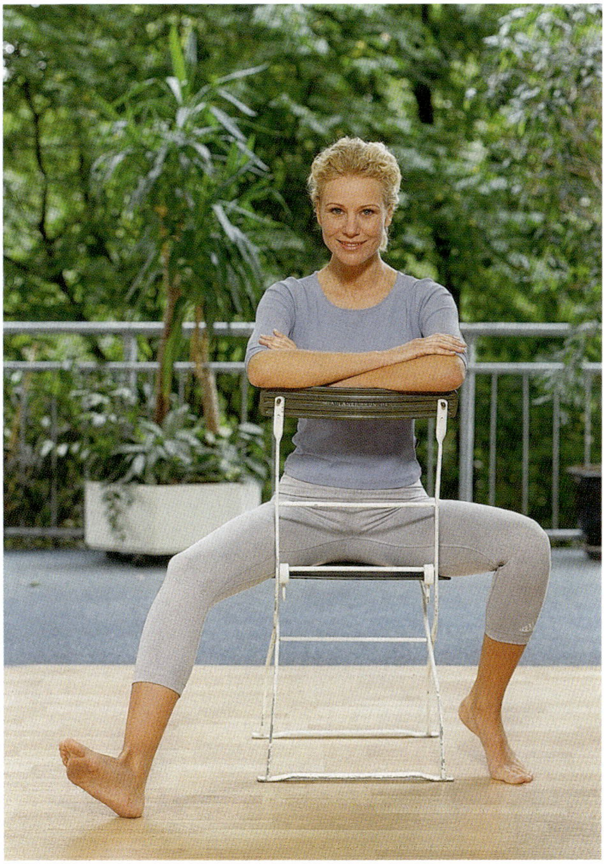

Vorbeugung hilft: Kräftigungsübungen zeigen die beste Wirkung, wenn das Gelenk nicht schmerzt und nicht entzündet ist.

Unterstützend zur Krankengymnastik können Massagen in Anspruch genommen werden. Diese helfen zusätzlich, die Muskulatur zu lockern und den Blutfluss und damit den Stoffwechsel anzuregen. Ersetzen können sie die krankengymnastischen Übungen allerdings nicht.
Welche Sportarten bei Arthrose geeignet sind, erfahren Sie auf Seite 106.

PST – Pulsierende Signal Therapie – Regeneration und Schmerzlinderung mittels elektromagnetischer Signale

Seit einigen Jahren macht eine neuere Behandlungsmethode von sich reden, die bei Arthrose und Gelenkverletzungen mit sehr guten Erfolgen eingesetzt wird: die „Pulsierende Signal Therapie" (PST). Das Verfahren wurde in 20-jähriger Forschungsarbeit von dem deutsch-amerikanischen Arzt und Biophysiker Dr. Dr. Richard Markoll entwickelt.

Bei der PST übermitteln Spulensysteme elektromagnetische Signale in den Knorpel des erkrankten Gelenkes; diese Signale entsprechen in Intensität, Dauer und Frequenz den natürlichen, körpereigenen Signalen. Sie sind somit auf das biologische Gewebe abgestimmt und werden deshalb von den Knorpelzellen als Information und Aufforderung verstanden, mit der Regeneration des erkrankten Gewebes zu beginnen. Die Regeneration bewirkt, dass durch Produktion von Knorpelgrundsubstanz die Funktionsfähigkeit des Knorpels wieder gewährleistet ist.

Das Therapieschema umfasst je nach betroffenem Gelenk neun oder zwölf einstündige Behandlungen, die möglichst an aufeinanderfolgenden Tagen durchgeführt werden sollten. Während der Behandlung sitzt oder liegt man entspannt, das zu behandelnde Gelenk (oder die Wirbelsäule) wird in einer Luftspule bequem gelagert. Erfahrungsgemäß setzt die heilende und schmerzlindernde Wirkung bereits am Ende der Behandlungsserie ein und erreicht ihren Höhepunkt nach sechs bis acht Wochen. Die Methode ist schmerzfrei, Nebenwirkungen sind keine bekannt.

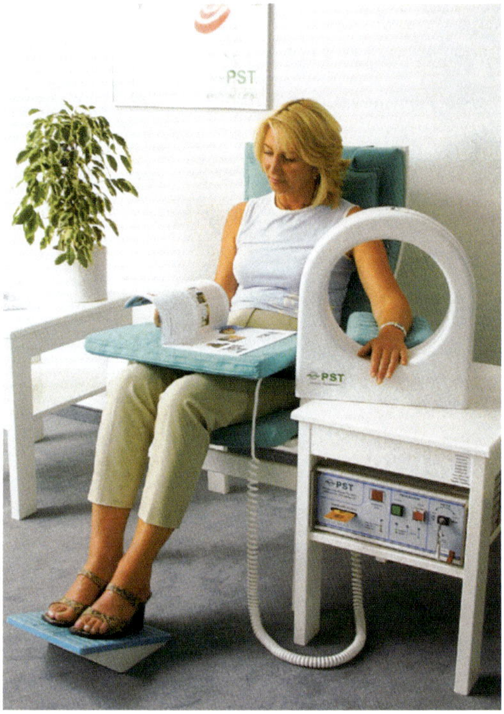

Anwendung der PST (Hand in Luftspule)

Was ich Ihnen rate

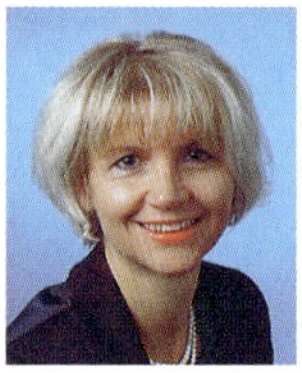

Die PST kann bei Sportverletzungen und vielen Beschwerden an Gelenken, Wirbelsäule, Sehnen und Bändern erfolgreich angewendet werden (in 72 % der Fälle).

Achten Sie darauf, sich in einem zertifizierten PST-Zentrum behandeln zu lassen.

Die PST ist in vielen Fällen erfolgreich

Die Hauptindikation der PST ist Arthrose. Das Verfahren kann darüber hinaus auch bei Sport- und Unfallverletzungen, Prellungen, Zerrungen, Sehnenbeschwerden und Reizzuständen der Gelenke zum Einsatz kommen (s. Tabelle 22). Es gibt zahlreiche Studien (doppeltblind, placebokontrolliert) aus dem In- und Ausland, welche die Wirksamkeit der PST belegen. Beispielhaft sei eine neu veröffentlichte italienische Untersuchung genannt, bei welcher Personen, die unter Kniearthrose litten, während neun Therapiesitzungen mit PST behandelt wurden. Die Auswertung, die etwa sechs Monate später vorgenommen wurde, ergab in 71–87 % der Fälle eine Verbesserung hinsichtlich der Schmerzsituation. Nebenwirkungen wurden bei keinem der Patienten festgestellt.

Was ich Ihnen rate:

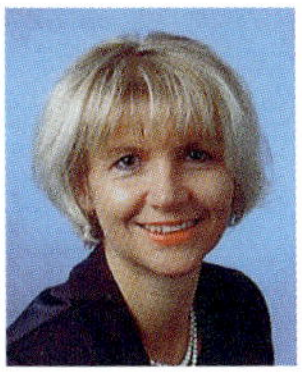

Auch hier gilt bei vorliegender Arthrose: je früher die Anwendung der PST, desto besser sind die Chancen zur Regeneration der Knorpelzellen

Bislang wurden mehr als 170.000 Menschen in Deutschland mit der PST behandelt. Bei ca. 72 % dieser Patienten zeigte sich eine deutlich bessere Beweglichkeit und eine erhebliche Schmerzlinderung bis hin zur Schmerzfreiheit.

Tabelle 22: Anwendungsgebiete der PST Pulsierenden Signal Therapie (Auswahl):

Fuß- und Sprunggelenke	Achillessehnenreizung
	Fersensporn
Hals und Nacken	Arthrose
	Schleudertrauma
	Verletzungsbedingte Schäden
Hand und Ellbogen	Arthrose
	Sehnenbeschwerden
	Golferellenbogen
	Tennisarm
Hüften	Arthrose
	Schmerzhafte Sehenansätze
Knie	Arthrose
	Arthritis
	Meniskusbeschwerden
	Kniescheibenveränderungen
	Meniskusbeschwerden
Schulter	Reizzustände
	Kalk-, Werferschulter
Wirbelsäule	Arthrose
	Hexenschuss
	Ischiasbeschwerden
	Abnutzungserscheinungen an der gesamten Wirbelsäule

Allerdings sollte darauf geachtet werden, dass die Anwendung unter ärztlicher Aufsicht und nur mit den „PST Original Therapiegeräten" erfolgt, denn mit der herkömmlichen pulsierenden Magnetfeldtherapie sollte die PST aufgrund ihres besonderen Signals nicht verwechselt werden.

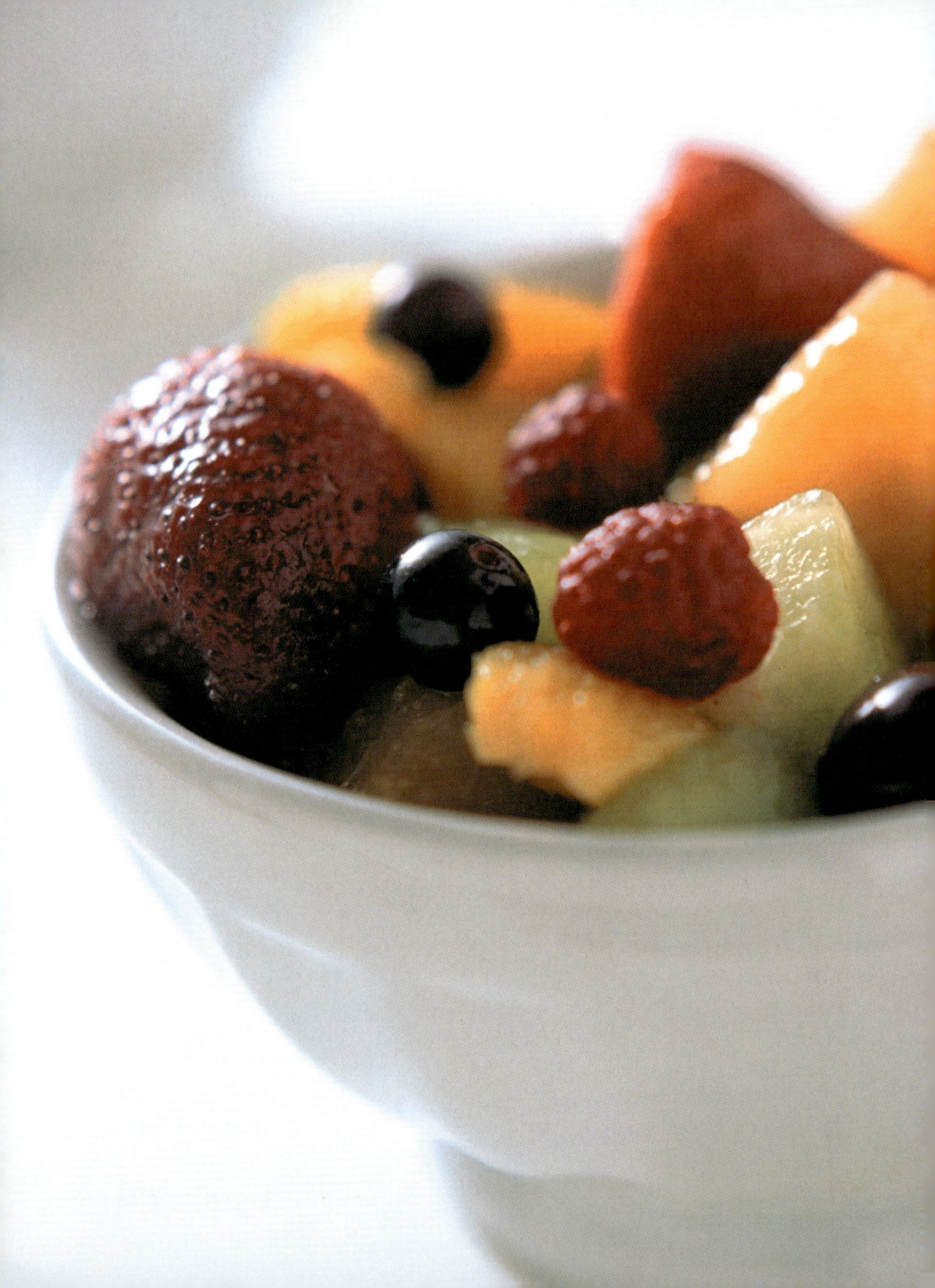

Was Sie selbst gegen *Gelenkverschleiß* *tun können*

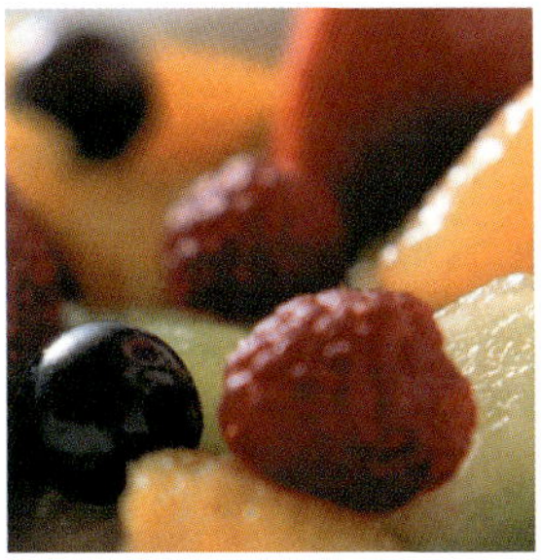

Mangel trotz übervoller Regale

Bei 40 Prozent aller Erkrankungen spielt die Ernährung eine große Rolle, so auch bei der Arthrose. Unser Ernährungsverhalten lässt im Allgemeinen vielfach zu wünschen übrig und begünstigt die Entstehung von Erkrankungen. Eine gesunde Kost nützt auch den Gelenken.

Der Gesamtfettverbrauch ist in den letzten Jahrzehnten um etwa 30 Prozent angestiegen, auch der Zuckerkonsum hat sich vervielfacht. Kennzeichen der modernen Ernährung sind Fertiggerichte, Mikrowellenkost und der ungenügende Verzehr vitalstoffreicher Frischkost. Auch die Ballaststoffe, die eine wesentliche Funktion im Rahmen der Verdauung übernehmen, werden nicht in ausreichendem Maß zugeführt. Die gesunde, vitamin- und mineralstoffreiche Nahrung unserer Urahnen haben wir eingetauscht gegen Kunstprodukte der Lebensmittelindustrie. Beispielsweise verlieren die Getreidekörner beim Ausmahlen (Herstellung von Weißmehl) bis zu 95 Prozent ihrer Mineralstoffe und Spurenelemente. Die Folge: Mangel im Überfluss. Obgleich die klassischen Vitaminmangelkrankheiten (z. B. Skorbut) verschwunden sind, müssen wir davon ausgehen, dass viele Menschen einen nicht sichtbaren, so genannten latenten Vitamin- und Mineralstoffmangel aufweisen.

Der Mensch kann sich glücklich schätzen, wenn das, was er isst, auch seine Medizin ist.
Henry D. Thoreau

So haben die jüngsten Untersuchungen der Deutschen Gesellschaft für Ernährung gezeigt, dass Frauen in allen Altersgruppen (im statistischen Mittel) zu wenig Vitamin E zuführen. Männer, vor allem im mittleren Alter, nehmen unzureichend Vitamin C und E auf. Und mit wichtigen B-Vitaminen sind viele ältere Menschen unterversorgt. Nicht zufrieden stellend ist auch die tägliche Versorgung mit den Minera-

„Five a day" heißt die bundesweite Kampagne der Deutschen Gesellschaft für Ernährung: Täglich sollten Sie fünf Portionen Obst und Gemüse verzehren.

lien Calcium, Zink und Jod. Die mittlere Aufnahme liegt hier zum Teil bei 50 Prozent unter der Empfehlung.

Eine ungesunde Kost steht auch einer Heilung der Arthrose im Weg, wobei es eine spezielle Arthrose-Kur nicht gibt. Grundlegend werden Ernährungsempfehlungen ausgesprochen, die auch für die Vorbeugung vor anderen Krankheiten (z.B. Herz-Kreislauf-Erkrankungen, Rheuma, Krebs) gelten: eine vollwertige, ausgewogene Mischkost mit viel frischem Obst und Gemüse und mäßigem Fleischkonsum. Die Weltgesundheitsorganisation WHO rät zu mindestens fünf Portionen (650 Gramm) Obst und Gemüse pro Tag. Die Menge sollte sich aus 400 Gramm gegartem oder rohem Gemüse und 250 Gramm Obst zusammensetzen, wobei eine Portion Obst durch ein Glas Fruchtsaft ersetzt werden kann. Ein großer Apfel beispielsweise wiegt etwa 150 Gramm.

Obst und Gemüse bzw. Salate enthalten reichlich Radikalefänger wie Vitamin C, E und Betacarotin. Diese werden bei Arthrose vermehrt gebraucht, doch häufig werden diese Schutzvitamine nicht in dem Maß zugeführt, wie sie zum Abfangen der aggressiven freien Radikale benötigt werden. In diesen Fällen empfiehlt es sich, diese Biostoffe zusätzlich in Form von Nährstoffsupplementen (z. B. Kapseln) zuzuführen.

Mit einer vollwertigen, vitalstoffreichen Kost kann man den Gesundungsprozess bei Gelenkerkrankungen wirkungsvoll unterstützen, Entzündungen vorbeugen und Kraft tanken für die notwendigen Bewegungsübungen bzw. die sportliche Aktivität.

Ernährung: Warum bei Eskimos entzündliche Gelenkerkrankungen unbekannt sind

Besondere Ernährungsempfehlungen gelten bei entzündeten Gelenken, wie sie beispielsweise bei der rheumatoiden Arthritis häufig vorkommen. Hier spielt vor allem die Art der verzehrten Fette eine wichtige Rolle. In den letzten Jahren machten die **Omega-3-Fettsäuren** von sich reden, die in bestimmten pflanzlichen Ölen oder Fisch anzutreffen sind (Tabelle 23).

Bereits in den Fünfzigerjahren wurde von einem englischen Wissenschaftler die Beobachtung gemacht, dass „Zivilisationserkrankungen" wie z.B. Herzinfarkt, Fettstoffwechselstörungen oder Gelenkentzündungen bei den in Kanada lebenden Eskimos nicht zu beobachten sind – und das obwohl der Fettverzehr der sich traditionell ernährenden Eskimos weitaus höher ist als der eines Mitteleuropäers. Man brachte diese Beobachtung bereits zu dem damaligen Zeitpunkt mit dem hohen Fischverzehr in Verbindung. Mittlerweile ist diese Verbindung wissenschaftlich erforscht und bestätigt worden. Fette Kaltwasserfische wie beispielsweise Thunfisch, Makrele oder Hering enthalten Ome-

Tabelle 23: Lebensmittel mit hohen Konzentrationen an Omega-3-Fettsäuren		
Pflanzenöle	**Nüsse**	**Fische**
Leinöl	Walnüsse	Thunfisch
Walnussöl		Makrele
Rapsöl		Hering
Sojaöl		Wildlachs
Weizenkeimöl		

ga-3-Fettsäuren, die eine Reihe positiver Wirkungen (z.B. bei Entzündungen) im Körper entfalten. Je kälter der Lebensraum der Tiere ist, umso mehr Omega-3-Fettsäuren enthalten sie – schließlich hilft dieser Stoff u.a. den Zellen im kalten Meerwasser geschmeidig und beweglich zu bleiben. Zuchtfische weisen weitaus geringere Mengen an diesen Substanzen auf als ihre „wilden" Genossen.

In unserer Kost wird allerdings nicht der Fisch vorrangig verzehrt, sondern häufig Fleisch, Wurstwaren und tierische Produkte wie Milch, Käse und Eier. Diese Lebensmittel enthalten die entzündungsfördernde Arachidonsäure, welche die rheumatischen Beschwerden (Schwellungen, steife Gelenke) noch verstärken kann. Pflanzen können dagegen keine Arachidonsäure herstellen und somit ist diese problematische Fettsäure, die zu den Omega-6-Fettsäuren zählt, in Obst und Gemüse auch nicht enthalten!

Ein natürlich vorkommender Gegenspieler der entzündungsfördernden Arachidonsäure ist die Omega-3-Fettsäure EPA (= Eicosapentaensäure). Diese wird in geringen Mengen aus den beispielsweise in pflanzlichen Ölen vorkommenden Fettsäuren im Körper hergestellt. In größeren Konzentrationen ist EPA aber vor allem in Kaltwasserfisch vorhanden.

Fett ist nicht gleich Fett: Gesättigte Fettsäuren, wie wir sie z.B. in Wurst und Bratfett antreffen, sollten nicht im Übermaß verzehrt werden.

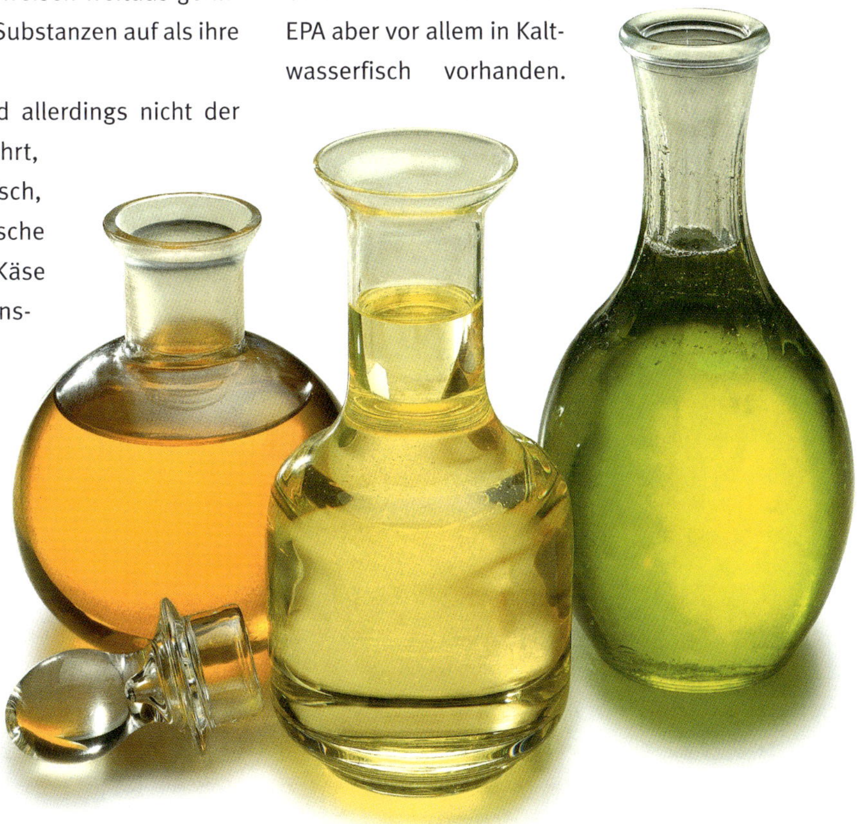

Diese Omega-3-Fettsäure verdrängt die Arachidonsäure aus den Körperzellen und verhindert deren Umwandlung in Entzündungsstoffe. Verschiedene Untersuchungen haben gezeigt, dass eine Rheumadiät, d. h. eine arachidonsäurearme, aber fischreiche Ernährung die Entzündungen der Gelenke mindert (Verbesserung der Beweglichkeit, Rückgang von Schwellungen und Rötungen).

Lass Nahrung deine Arznei sein und Arznei deine Nahrung!
Hippokrates

Leider sind die Konzentrationen an Omega-3-Fettsäuren (etwa 800 bis 1000 mg EPA pro Tag), die für die günstige Wirkung bei Entzündungen zunächst erforderlich sind, über die Nahrung alleine nicht machbar – oder möchten Sie täglich zwei Kilogramm Kabeljau oder mehr als ein Pfund Forellen essen? Schließlich verzehren Eskimos mit ihrer fischreichen Nahrung etwa 10 Gramm der wertvollen Omega-3-Fettsäuren pro Tag!

Dazu kommt, dass wir mittlerweile auch in den Meeren und Ozeanen Umweltkatastrophen (z. B. Tankerunglücke) zu beklagen haben und die dort vorkommenden Fische häufig mit Schadstoffen (z.B. Schwermetallen) belastet sind, weswegen ein täglicher Fischkonsum auch gar nicht unbedingt empfehlenswert wäre.

Im Rahmen einer rheumagerechten Ernährung kann es daher durchaus sinnvoll sein, neben einer arachidonsäurearmen Kost auch Omega-3-Fettsäuren (z.B. EPA) in Kapselform aufzunehmen. Ein solches Produkt ist beispielsweise unter dem Präparatenamen „EPA-MAX“ (Merck SelbstmedikationGmbH) in den Apotheken erhältlich. Die Kapseln enthalten EPA nicht nur in konzentrierter Form (300 mg EPA/Kapsel), sondern auch noch hochgereinigt. Zusätzlich enthält dieses Produkt natürliches Vitamin E, welches für den erhöhten Bedarf des Rheumatikers wichtig ist.

Was ich Ihnen rate:

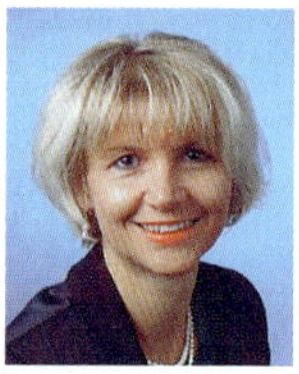

- Achten Sie darauf: Fett ist nicht gleich Fett: Gesättigte Fettsäuren, wie wir sie beispielsweise in Wurst und Bratfett antreffen, sollten nicht im Übermaß verzehrt werden.
- Schränken Sie die Aufnahme der entzündungsfördernden Arachidonsäure ein. Sie versteckt sich in Fleisch, Wurst, Ei, fetter Milch und fettreichem Käse.
- Bauen Sie wöchentlich zwei Mahlzeiten mit Kaltwasserfischen, wie Makrele oder Thunfisch, in Ihren Speiseplan ein, um die empfohlene Mindestmenge an Omega-3-Fettsäuren aufzunehmen (das entspricht etwa einem halben bis einem Gramm).
- Bei vorliegendem erhöhten Bedarf können Sie sich durch die Einnahme von Fischölkapseln (z. B. EPAMAX) zusätzlich mit den wertvollen Omega-3-Fettsäuren und Vitamin E versorgen.
- Darüber hinaus ist der Verzehr Vitamin E-reicher, pflanzlicher (arachidonsäurefreier) Nahrungsmittel empfehlenswert : Essen Sie reichlich Salate, Gemüse und Obst.
- Meiden Sie heiß raffinierte, minderwertige Pflanzenöle und kaufen Sie stattdessen kalt gepresste Öle, die leider auch etwas teurer sind. Bei der Erhitzung wird kostbares Vitamin E zerstört, und auch die Fettsäuren leiden.

Der Weg ist das Ziel: Ernährungsumstellung

Bei einem vorliegenden Gelenkverschleiß und auch zur Vorbeugung sollten Sie Ihre Ernährungsgewohnheiten in Richtung gesunde Kost ändern. Dabei ist es wichtig, Schritt für Schritt vorzugehen und nicht im Hauruckverfahren die Mahlzeiten so umzukrempeln, dass sich Ihr Körper kaum an die neue Kostform gewöhnen kann. Steigt beispielsweise ein Weißmehlfreak von jetzt auf gleich auf Vollkorn um, so können Blähungen auftreten, die nicht nur unangenehm sind, sondern den Betroffenen auch von einem weiteren Vollwertverzehr abbringen können.

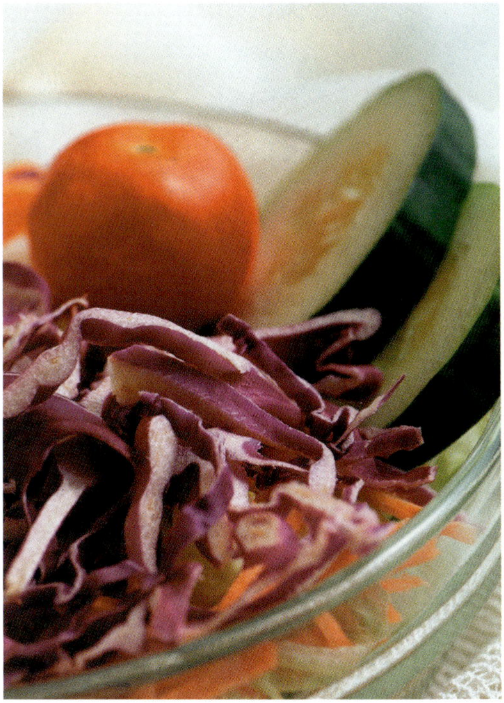

Eiweiß – topp oder Flop?

Untersuchungen zeigen, dass die Menschen hierzulande häufig zu viel Eiweiß (Proteine) zuführen, man spricht sogar von einer regelrechten Eiweißmast. Übersäuerung und Schlackenbildung werden mit diesem übermäßigen Konsum in Verbindung gebracht.

Viel hilft nicht unbedingt viel. Die früher vertretene Meinung, dass der Aufbau von Muskelmasse nur mithilfe hoch konzentrierter Eiweißnahrung zu schaffen ist, gilt heute als überholt.

Ganz ohne Eiweiß geht es aber auch nicht: es gäbe keinen Stoffwechsel, weil die wichtigen (eiweißhaltigen) Enzyme als Katalysatoren nicht vorhanden wären. Unsere Hormone für Wachstum und Entwicklung könnten vom Körper nicht produziert werden, weil der notwendige Baustoff Protein fehlte. Und damit würden auch die schlank machenden Schilddrüsenhormone nicht produziert werden. Wir hätten keine Haare auf dem Kopf, keine Haut und keine Fingernägel. Schließlich würden unsere Muskeln und Sehnen wie nasse Lappen herunter hängen, weil das nötige Muskelprotein nicht aufgebaut werden könnte. Auch der Gelenkknorpel besteht aus Eiweiß und ist, wie wir bereits gehört haben, vor allem auf die ausreichende Zufuhr schwefelhaltiger Eiweißbausteine angewiesen. Kurzum: Proteine sind absolut lebensnotwendig, wobei Sie auch hier, wie bei den Fettsäuren, die richtigen Proteine zuführen sollten.

Unser Körper ist in der Lage, einige Proteinbausteine (Aminosäuren) selbst anzuliefern, wir sprechen in diesem Fall von den nicht essenziellen Aminosäuren, die beim Ab- und Umbau von Eiweißen im Körper freigesetzt werden. Diese zählen somit sicherlich nicht zu den kritischen Bausteinen. Dagegen sind von den 21 Aminosäuren, aus denen alle Eiweiße aufgebaut sind, 8 essenziell – d. h., diese können vom Körper selbst nicht gebildet werden, also müssen wir sie mit der Nahrung aufnehmen. Fehlt auch nur ein Einziger dieser essenziellen Proteinbausteine, so kann das entsprechende Eiweiß nicht aufgebaut werden, auch wenn noch so viel von den anderen sieben Aminosäuren vorhanden ist.

Ein Nahrungsmittel gilt bezüglich der Eiweißversorgung als besonders wertvoll, wenn es möglichst viele der notwendigen essenziellen (also vom Körper selbst nicht herstellbaren) Aminosäuren enthält. Man spricht in diesem Zusammenhang von der biologischen Eiweißwertigkeit, die angibt, wie viel Gramm Körpereiweiß aus hundert Gramm des mit der Nahrung aufgenommenen Proteins hergestellt werden kann (siehe Tabelle 24). Diese ist bei Fleisch und tierischen Produkten sehr hoch, aber auch Getreide- und Kartoffelproteine weisen ein wertvolles, hochwertiges Proteinmuster auf. Durch Kombination verschiedener Nahrungsmittel (z. B. Kartoffel mit Ei) lässt sich die biologische Eiweißwertigkeit noch steigern.

Tabelle 24: Nahrungsmittel mit hoher biologischer Eiweisswertigkeit (von oben nach unten abnehmend)

tierisch	pflanzlich
Ei	Sojabohnen
Quark	Kartoffel
Milch	Weizen
Fisch	Linsen
Fleisch	

Was ich Ihnen rate

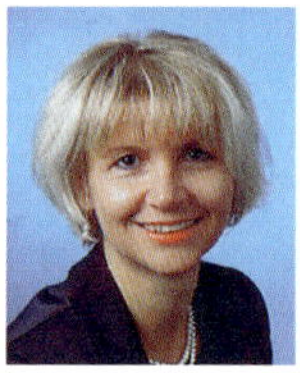

- Bauen Sie häufiger Hülsenfrüchte wie Sojabohnen oder Linsen und Getreide wie z. B. Hirse in Ihren Speiseplan ein, denn dort sind die wertvollen essenziellen Aminosäuren enthalten.
- Relativ ungünstig im Eiweißmuster sind andere pflanzliche Nahrungsmittel, wie z. B. Möhren, Bohnen oder Rosenkohl. Daher ist auf eine ausgewogene Ernährung zu achten.
- In Milch und Milchprodukten sind die Anteile der einzelnen essenziellen Aminosäuren sehr günstig.

Vergessen Sie das Trinken nicht

Für die Erhaltung von Vitalität und Wohlbefinden ist die ausreichende Zufuhr von Flüssigkeit eine notwendige Grundvoraussetzung. Denn nur dann können Gift- und Abfallstoffe aus dem Körper effizient entsorgt werden. Wird zu wenig vom ausleitenden Nass zugeführt, so wird es den Nieren schnell zu viel: die Gifte konzentrieren sich, das Organ wird zu stark belastet. Die empfohlene Flüssigkeitszufuhr liegt bei an-

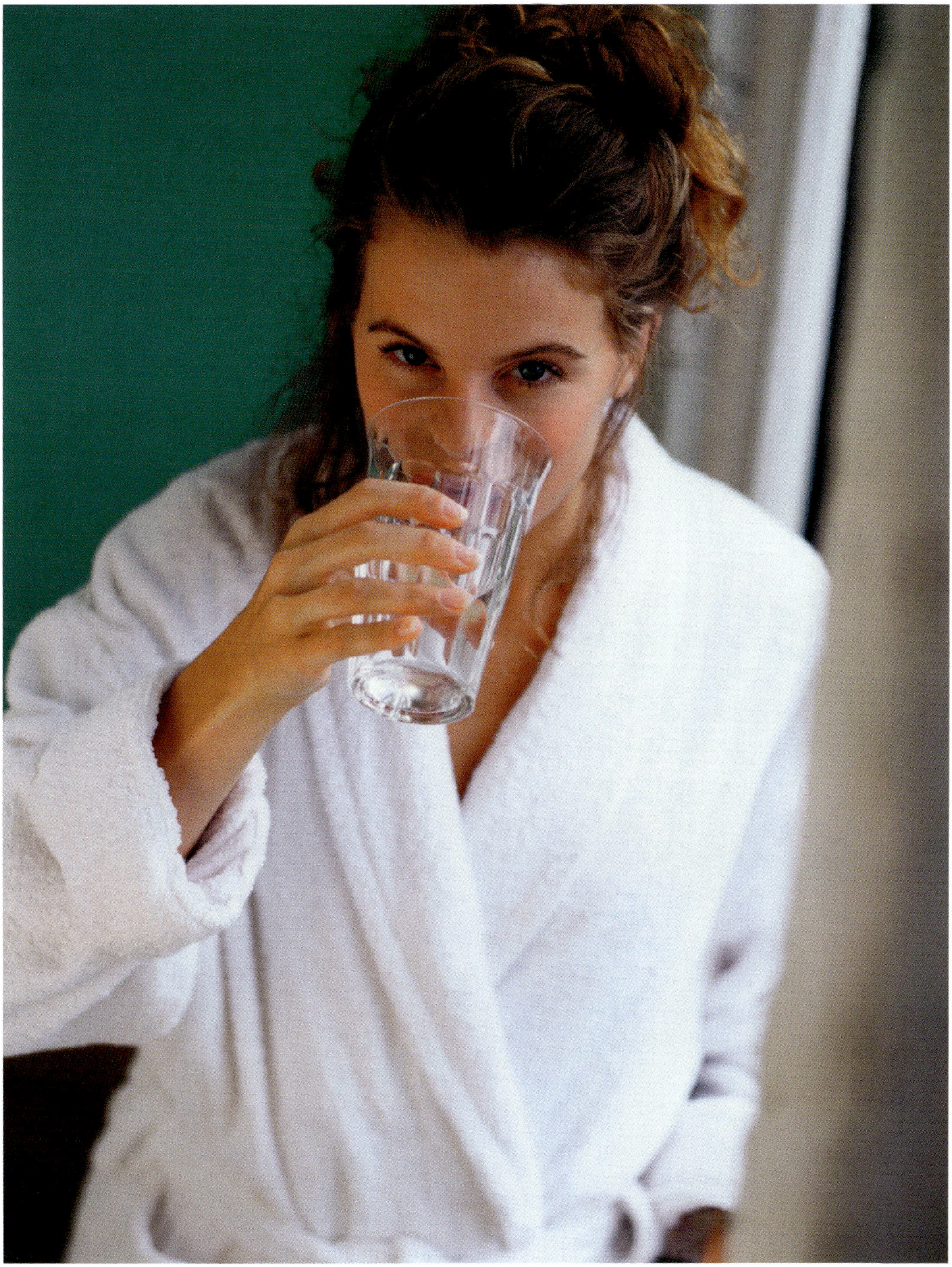

derthalb bis zwei Litern pro Tag. Besonders bei älteren Menschen versagt häufig das Durstgefühl, und die Gefahr für einen Flüssigkeitsmangel steigt. Die Anzeichen der Unterversorgung zeigen sich durch trockene Haut und Schleimhäute, Verstopfung und Muskelschwäche. Schließlich können sich auch eine Verschlechterung der Herzleistung, eine Verminderung der Durchblutung und damit eine Unterversorgung der Gewebe mit notwendigen Nährstoffen einstellen. Im schlimmsten Fall kommt es zu einer Schädigung der Niere, die von einer Störung des Mineralstoffhaushalts begleitet wird.

Wenn Sie zu den Kaffeetrinkern gehören, so sollten Sie wissen, dass Kaffee nicht in die Flüssigkeitsbilanz mit eingeht. Im Gegenteil, Kaffee entzieht dem Körper zusätzlich Wasser! Die Gewohnheit der Menschen aus südlichen Gefilden (z. B. Griechenland), zu einem Kaffee ein Glas Wasser zu servieren, ist insofern durchaus sinnvoll. Planen Sie also eine zusätzliche Flüssigkeitszufuhr ein.

Als gesunde Durstlöscher können (möglichst ungesüßte) Früchte- und Kräutertees, Mineralwasser und Säfte empfohlen werden.

Wenig Flüssigkeit bedeutet schlechte Karten für alle Gewebe, auch für den Gelenkknorpel.
Wird zu wenig kostbares Nass zugeführt, kann u. a. das Herz geschwächt und die Durchblutung vermindert werden. Damit verschlechtert sich die Versorgung des Gelenkknorpels mit Nährstoffen. Auch die Abfallentsorgung ist eingeschränkt.

Was ich Ihnen rate

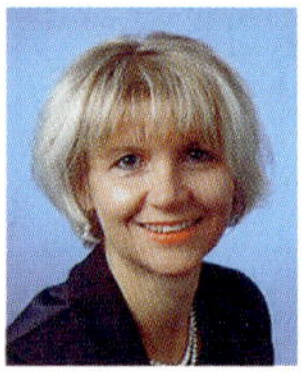

Sollten Sie zu den Wenigtrinkern gehören, versuchen Sie es einmal mit einem Trinktagebuch. Schreiben Sie über einen Zeitraum von einer Woche jeden Tag die Menge und die Art des zugeführten Getränks auf. Schon bald werden Sie einen Überblick über Ihre Trinkgewohnheiten haben und Ihr Trinkverhalten entsprechend ändern können.

Gefahr durch Genussmittel

Alkohol

Der Alkoholkonsum hat sich in der Bundesrepublik Deutschland in den vergangenen vier Jahrzehnten insgesamt verdreifacht. Untersuchungen weisen darauf hin, dass Wein möglicherweise gesundheitsfördernde Effekte, vor allem auf den Fettstoffwechsel und das Herz-Kreislauf-System, hat. Bei dieser Betrachtungsweise darf aber nicht vergessen werden, dass bei einem erhöhten Alkoholkonsum die Gefahr für Lebererkrankungen und bestimmte Krebsarten (z. B. Mundhöhlen-, Speiseröhren- oder Brustkrebs) ansteigt.

In Maßen ist Alkohol erlaubt – das bedeutet, dass beispielsweise gegen ein Glas Wein am Abend nichts einzuwenden ist. Alkohol in größeren Mengen verschlechtert die Durchblutung, was sich nachteilig auf den Nährstofftransport in die Gewebe auswirkt. Damit ist auch der Versorgungsnachschub für die Gelenke beeinträchtigt.

Ein weiterer Aspekt des Alkoholkonsums sollte allerdings auch berücksichtigt werden: wer regelmäßig Alkohol trinkt, verliert wichtige Vitamine (z. B. B-Vitamine) und Spurenelemente (z. B. Zink). Diese Vitalstoffe braucht der Körper zum Abbau und zur Entsorgung des Alkohols. Somit kann sich, bei vermehrtem Alkoholgenuss, ein Vitamin- bzw. Mineralstoffmangel einstellen.

Kaffee

Sollten Sie zu den Kaffeetrinkern gehören, so habe ich eine ganz aktuelle Meldung aus der Wissenschaft für Sie: ein hoher Kaffeekonsum steigert das Risiko für Gelenkentzündungen. Dies ergab eine neue, groß angelegte Untersuchung mit knapp 19 000 Frauen und Männern, deren Trinkgewohnheiten über 15 Jahre lang beobachtet wurden. Konkret wurde durch diese Studie Folgendes festgestellt: Menschen, die mehr als vier Tassen Kaffee am Tag trinken, haben ein doppelt so hohes Risiko, entzündliche Gelenkerkrankungen zu bekommen. Sicherlich sind noch mehr Untersuchungen nötig, um ein abschließendes Urteil fällen zu können, aber bis dahin sollte man den Kaffeekonsum vorsichtshalber reduzieren.

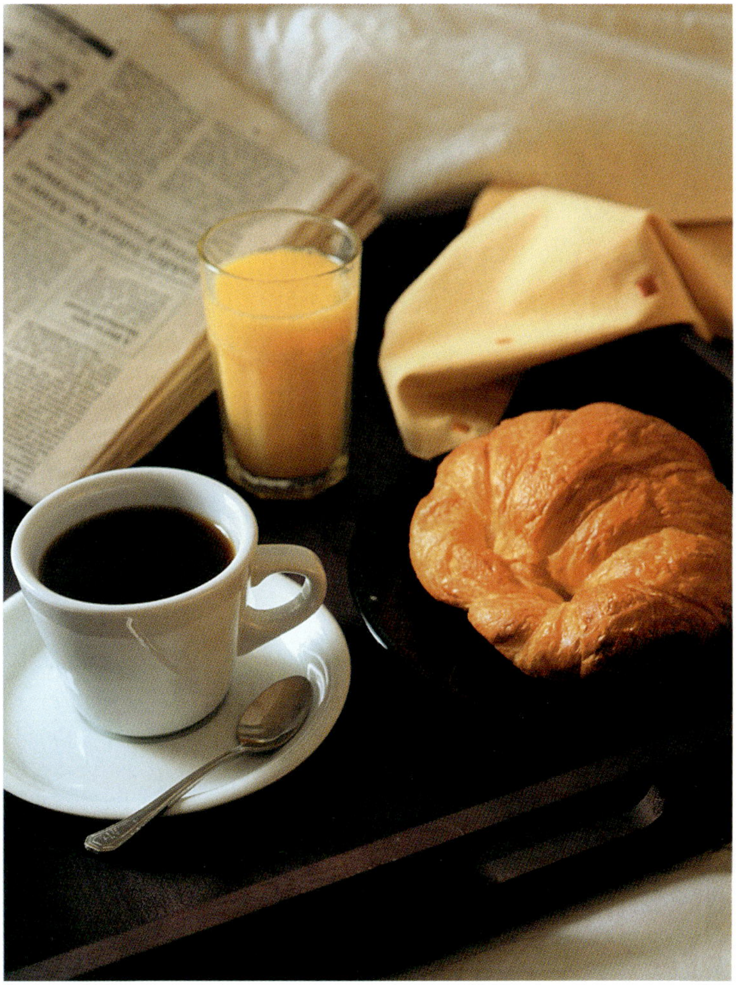

Rauchen

Rauchen ist bekanntermaßen eine sehr schädliche Angewohnheit, über deren Gefahren Sie sicherlich aufgeklärt sind. Wer raucht, hat ein weitaus höheres Risiko für die Entstehung von

Herz-Kreislauf-, Krebs- und Lungenerkrankungen als ein Nichtraucher. Auch der Osteoporose, dem Knochenschwund, wird durch das Rauchen Vorschub geleistet, und damit ist schon einmal grundlegend ein Zusammenhang mit Erkrankungen des Bewegungsapparats gegeben. Aber was hat diese Sucht mit Arthrose zu tun?

Gefahr im Dunstkreis: Auch Passivraucher sind gefährdet. Manche Zigaretteninhaltsstoffe werden über den Zimmerrauch in höherer Konzentration aufgenommen als vom Raucher selbst, der den Qualm inhaliert.

Der Tabakrauch enthält neben dem süchtig machenden Nikotin auch giftige Gase wie Kohlenmonoxid, welches sich an den roten Blutfarbstoff hängt und dort den für den Sauerstoff vorgesehenen Platz besetzt. Damit wird der Transport des lebensnotwendigen Sauerstoffs zu den einzelnen Geweben eingeschränkt. So gelangt weniger Sauerstoff in die Muskeln. Die Durchblutung und damit die für die Gewebeversorgung notwendige Nährstoffanlieferung und Abfallentsorgung verschlechtert sich – das gilt auch für das Knorpelgewebe.

Es gibt allerdings noch eine weitere wichtige Einwendung gegen das Rauchen. Die freien Radikale (siehe Seite 49) greifen nahezu alle Zellbausteine und Gewebe an, besonders hungrig sind die wild gewordenen Teilchen auf Eiweiß und Fettsäuren. So wird auch der (eiweißhaltige) Gelenkknorpel angegriffen und der Gelenkverschleiß durch diese Angreifer beschleunigt. Raucher verursachen nun in ihrem Körper eine regelrechte explosionsartige Freisetzung der freien Radikale. Denn bereits bei nur einem einzigen Zug am Glimmstängel gelangen Millionen (!) der aggressiven Teilchen in die Zellen, die dort ihrer zerstörerischen Wut freien Lauf lassen können.

Wer von der Sucht nicht lassen kann, der belastet seinen Körper und damit auch seine Gelenke in einem hohen Maß mit den schädlichen Teilchen. Klar, dass auch hier die Radikalefänger wie z. B. Vitamin E alle Hände voll zu tun haben und ein Mangel an diesen Schutzstoffen bei Rauchern vorprogrammiert ist.

Übergewicht – mehr als ein kosmetisches Problem

Jeder zweite Deutsche ist zu dick, hätten Sie das gedacht? Sogar unsere Kinder bringen häufig schon zu viele Pfunde auf die Waage. Dabei stellen die überschüssigen Kilos eine ernst zu nehmende Gefahr für die Gesundheit dar. Wer übergewichtig ist, muss mit einem erhöhten Risiko für Arteriosklerose und deren Folgeerkrankungen (Herzinfarkt, Schlaganfall), aber auch mit Stoffwechselstörungen (Zuckerkrankheit, Gicht und Fettstoffwechselstörungen) rechnen. Außerdem beobachtet man bei dickeren Menschen häufiger erhöhte Blutdruckwerte und stellt vermehrt Venenerkrankungen fest.

Auch die Gelenke leiden unter der schweren Last. Am schlimmsten ist es für die Gelenkgruppen, die das Körpergewicht tragen: die Knie-, Fuß- und Hüftgelenke. Im Sinne der Funktionserhaltung der Gelenke (Vorbeugung) oder bei bereits bestehender Arthrose wäre es somit ratsam, auf das Gewicht zu achten. Und hier nun eine Zahl, die Ihnen Mut machen sollte: jedes Kilogramm, das Sie abnehmen, entlastet Ihre Gelenke um den dreifachen Wert. Wer also beispielsweise drei Kilogramm verliert, nimmt damit gleichzeitig neun Kilogramm von seinen Gelenken weg. Das ist doch ein lohnendes Ziel. Folgende Gelenke leiden bei Übergewicht am meisten: Knie, Hüfte, Füße, Wirbelsäule.

Ermitteln Sie Ihren Body-Mass-Index

In den meisten Fällen hat das Übergewicht seine Ursache in einer – über einen längeren Zeitraum bestehenden – zu hohen Aufnahme an Kalorien. Nur selten sind die Hormone (z. B. Schilddrüsenunterfunktion) schuld. Ernährungsfehlverhalten durch „leere" Kalorien, gepaart mit Bewegungsmangel, bringt den Speck an die Hüfte. Leider ist das Ernährungsbewusstsein oft nicht stark ausgeprägt, zudem dient Essen häufig als Ersatzbefriedigung für Ärger, Frust und Depressionen. Sicherlich spielen in einigen Fällen auch die Erbanlagen eine Rolle, die allerdings mit der richtigen Lebensweise überlistet werden können, denn selbst in diesen Fällen sind zur Hälfte die Essgewohnheiten ausschlaggebend.

Nicht jedem ist anzusehen, wie viel Fett (Unterhautfettgewebe, Eingeweidefett) er auf die Waage bringt. Außerdem ist ja Übergewicht auch eine Frage der Körpergröße. Um diesen Faktor zu berücksichtigen, haben sich die Ernährungswissenschaftler eine Formel einfallen lassen, mithilfe derer eine zuverlässige Aussage gemacht werden kann: der BMI = Body-Mass-Index (Körpermassenindex). Er gibt das Verhältnis zwischen Gewicht und Körperoberfläche an und errechnet sich folgendermaßen: Gewicht in Kilogramm geteilt durch das Quadrat der Körpergröße in Meter (siehe Tabelle 25).

Bei einer erblichen Veranlagung zum Dicksein haben Sie es doppelt schwer. Lassen Sie sich nicht entmutigen – Abnehmen ist trotzdem möglich.

BMI-Grundberechnung

$$\text{BMI} = \frac{\text{Körpergewicht (kg)}}{\text{Körpergröße (m)} \times \text{Körpergröße (m)}}$$

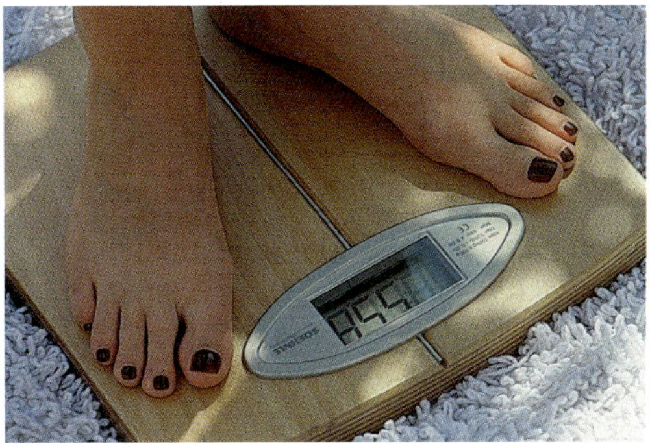

Tabelle 25: Auswertung des Body-Mass-Index	
Body-Mass-Index	**Beurteilung**
unter 19	Untergewicht
19 bis 25	idealer Bereich
26 bis 30	leichtes Übergewicht
über 30	starkes Übergewicht: Sie müssen mit Erkrankungen rechnen, die das Leben erschweren (z. B. Gelenkbeschwerden).
über 32	Die Lebensdauer ist statistisch gesehen nachweislich verkürzt.

Was ich Ihnen rate

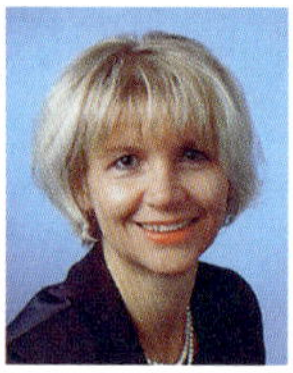

- Überschreitet Ihr BMI die magische Grenze von 25, sollten Sie sich mit dem Essen zügeln.
- Maßnahmen zur Gewichtsreduktion sind leichter frühzeitig durchzuführen als zu einem späteren Zeitpunkt, wenn die Pfunde bereits lange und schwer auf den Hüften lasten.
- Gewaltkuren allerdings sind nicht angesagt, und Abnehmen um jeden Preis sollten Sie – bei geringem Übergewicht – auch nicht.

Vorsicht vor Crash-Diäten

Der Schein trügt: Blitz-Diäten machen dick und unglücklich!

Frauenzeitschriften sind voll davon: Diäten, die wahre Wunder verheißen und Ihnen eine schnelle Reduktion Ihrer überschüssigen Pfunde versprechen. Lassen Sie besser die Finger davon, denn der Erfolg ist nur von kurzer Dauer. Der Körper schaltet bei drastisch verminderter Kalorienzufuhr auf Sparflamme, er verbraucht einfach weniger Energie und damit weniger Kalorien für seinen Betriebsstoffwechsel.

Zudem kommt es bei vielen Blitzkuren gerade in den ersten Tagen zu einem vermehrten Abbau von Muskeleiweiß und einem erhöhten Wasserverlust. Auf der Waage zeigt sich diese Umstellung des Körpers als trügerischer Diäterfolg. Im Anschluss an solche Diäten kann man nicht selten einen erneuten Anstieg des Körpergewichts beobachten, der schlussendlich über dem ursprünglichen Gewicht liegen kann. Der Grund hierfür ist leicht nachvollziehbar: Wird nach einer Diät wieder normal gegessen, steigt der Verbrauch an Energie nur langsam wieder an – der Körper speichert den Brennstoff in Form von Speck, um sich gegen erneute Hungerkuren zu wappnen. Schließlich stellt sich nach misslungener Diät häufig Frust und Depression ein, bis die nächste Wunderkur – mit demselben Jojo-Effekt – in Angriff genommen wird.

Moderne Ernährungswissenschaftler lehren uns, dass Kalorienzählen und einseitige Diäten völlig out sind, damit gelingt es auf keinen Fall, das Gewicht dauerhaft zu reduzieren. Darüber hinaus bergen die Einseitigkeit und die radikale Essbremse die Gefahr eines Vitamin- und Mineralstoffmangels.

Essen Sie sich schlank

Eine Umstellung der Essgewohnheiten ist die weitaus bessere Alternative. Ernähren Sie sich vielseitig mit einem hohen Rohkostanteil: etwa zwei Drittel der verzehrten Lebensmittelmenge sollten pflanzlicher Natur sein. Mit jedem Bissen führen Sie Ihrem Körper Vitalkost pur zu: das in Obst und Gemüse enthaltene Vitamin C wird beim Fettabbau dringend benötigt. Je mehr Vitamin C im Blut vorhanden ist, umso besser klappt es mit der Fettverbrennung.

Kartoffeln sind – in der richtigen Weise zubereitet – ein kalorienarmer guter Sattmacher, der in Ihren Speiseplan integriert werden sollte. Von Pommes frites, Bratkartoffeln und Kroketten sollten Sie allerdings die Finger lassen.

Wussten Sie, dass Fett mehr als doppelt so viel Kalorien hat wie die gleiche Menge an Kohlenhydraten oder Eiweiß?

Verzichten sie auf Weißmehlprodukte (z. B. Brotwaren, Kuchen und Nudeln aus weißem

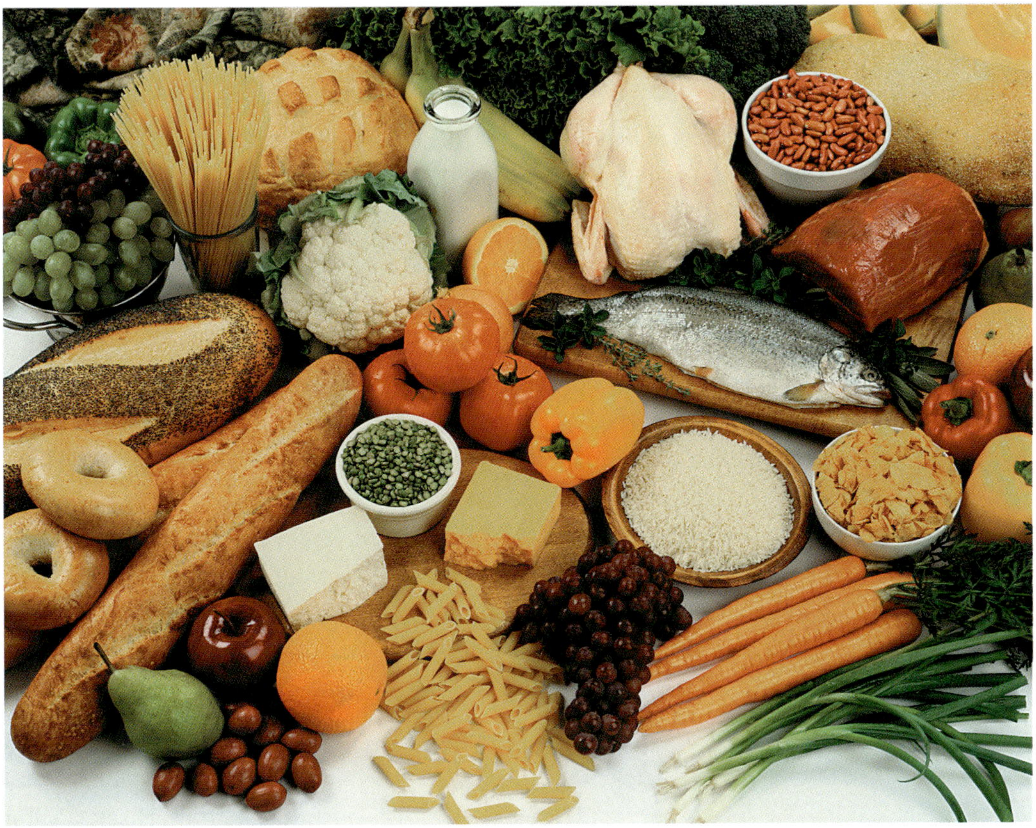

Mehl), Süßigkeiten und Fertiggerichte. Gerade Letztere enthalten vielfach Dickmacher in Form von Soßen und versteckten Fetten. Die schnell verwertbaren Kohlenhydrate ausgemahlener Nudeln regen die Bauchspeicheldrüse zur Bildung von Insulin an – und dieses schafft nicht nur Traubenzucker in die Zellen, sondern auch Fett. Übergewichtige Menschen haben oft zu viel vom dick machenden Insulin im Blut. Komplexe Kohlenhydrate, wie sie in Vollwertprodukten enthalten sind, weisen das Insulin in seine Schranken und geben den schlank machenden Hormonen (z. B. Noradrenalin) eine Chance.

Fatburner Magnesium: Damit schmelzen die Pfunde leichter. Vollwertgetreide, Nüsse, Bananen und Hülsenfrüchte sind reich an diesem Mineralstoff.

Vollwertkost hat einen weiteren Vorteil: sie liefert den Fatburner Magnesium. Dieser Mineralstoff regt nämlich den Fettschmelzungsprozess an und wird bei vielen Stoffwechselvorgängen gebraucht. Übergewichtige leiden häufig unter Magnesiummangel – in diesem Fall „klebt" das Fett auf den Hüften und wird nicht abgebaut.

Fettarmes Fleisch, wie beispielsweise Geflügel oder Roastbeef, ist erlaubt. Schließlich enthält es den Biostoff Carnitin, welcher als eine Art Taxi die Fette direkt zu den „Heizöfen", den Mitochondrien fährt, wo die Fette dann verbrannt werden können. Ohne Carnitin ist die Fettverbrennung weniger effizient, da die Außenhaut der Mitochondrien fettabweisend ist und die Fettsäuren diese Hürde nur sehr schwer überwinden können.

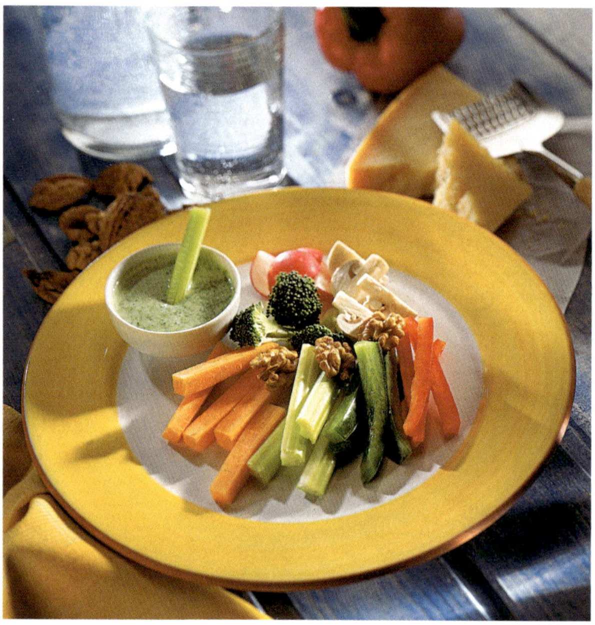

Fisch ist wenigstens ein- bis zweimal pro Woche ein absolutes Muss, da hier die hochwertigen, fettzehrenden Fischöle enthalten sind. Sie steigern den Fettabbau, die Cholesterin- und Triglyzeridwerte im Blut nehmen ab. Außerdem gelangt durch den Fischverzehr das Spurenelement Jod in den Körper und speist die Schilddrüse. Diese produziert fleißig Hormone, die ihrerseits die Fettbrennfabriken (Mitochondrien) am Laufen halten.

Noch ein weiterer Aspekt spricht für Fisch: hier (vor allem in Sardinen) ist auch der Stoffwechselaktivator Coenzym Q10 enthalten, der den Energiestoffwechsel auf Hochtouren bringt.

Dieser Powerstoff ist auch in pflanzlichen Ölen enthalten. Der Körper braucht diesen Energiezündstoff für jeden Handgriff und jede Bewegung. Wer zur Unterstützung der Gewichtsreduktion Sport treibt, ist ganz besonders auf die ausreichende Versorgung angewiesen, denn jegliche Art von Muskeltätigkeit zehrt den Coenzym-Q10-Bestand auf.

Auch Magermilch und Magermilchprodukte sind wichtig, denn sie liefern das notwendige Eiweiß. Nur mit diesem können fettfressende Hormone (z. B. das Wachstumshormon) überhaupt zusammengebaut werden. Übrigens wird besonders während des Schlafens viel Wachstumshormon gebildet, welches quasi über Nacht Fett wegschmilzt. Neben Eiweiß sind auch die Nährstoffe Vitamin B6, Vitamin C, Mangan und Zink an der Bildung dieses Hormons beteiligt.

Was ich Ihnen rate

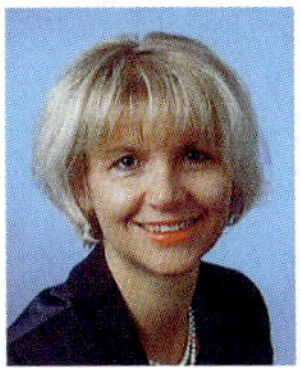

- Rohkost sollte täglich auf Ihrem Speiseplan stehen. Sie enthält wertvolle Enzyme, welche die Verdauung erleichtern, und den Fettkiller Vitamin C.
- Ein absolutes Tabu sind Colagetränke und gesüßte Tees! Versuchen Sie es mit Mineralwasser und/oder zuckerfreien Tees. Haben Sie sich erst einmal daran gewöhnt, werden Ihnen die Zuckerbomben nicht mehr schmecken.
- Haben Sie Lust auf etwas zum Knabbern, richten Sie sich eine Schüssel mit gestifteten Möhren oder Kohlrabi. Das stillt nicht nur die Knabberlust, sondern liefert auch noch wertvolle Vitalstoffe.

Sport ist wichtig – auch fürs Idealgewicht

Bewegung ist bei Arthrose unerlässlich, aber auch zur Bekämpfung von Übergewicht zwingend notwendig. Wenn Sie eine halbe Stunde Fahrrad gefahren sind, haben Sie höchstens hundert Kilokalorien verbraucht – ernüchternd, oder? Trotzdem ist Sport der Schlüssel zur Erhaltung Ihres neu erzielten Körpergewichts.

Viel Bewegung – wenig Belastung für die Gelenke lautet die Devise!

Wer sportlich aktiv ist, hat nämlich, über den reinen Verbrauch von Kalorien hinaus, entscheidende Vorteile: Sport kurbelt den Stoffwechsel an – ein Effekt, der auch Stunden nach dem Training noch anhält. Außerdem werden die Muskeln gestärkt, was sowohl bei Arthrose als auch beim Abnehmen eine positive Begleiterscheinung ist. Denn wer abspeckt, der verliert nicht nur Fett, sondern auch Muskelmasse – diesem Effekt wird mit Sport entgegengewirkt.

Schließlich werden durch körperliche Aktivitäten die Muskeln trainiert, und diese haben einen höheren Energiebedarf als die Fettpölsterchen. Langfristig kann das zu einem Anstieg des Grundumsatzes führen und die Gewichtsreduktion erleichtern.

Sauerstoffmangel lässt den Körper „sauer" werden – und wer zu viel Milchsäure im Blut hat, verbrennt kein Fett!

Was ich Ihnen rate

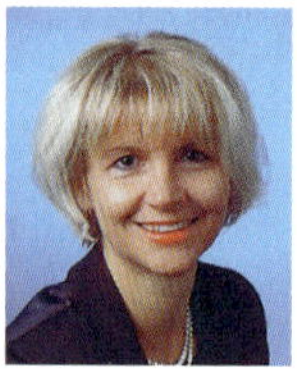

- Ideal zum Abnehmen sind Ausdauersportarten wie Radfahren, Schwimmen oder Walking. Diese Aktivitäten sind auch bei Arthrose empfehlenswert, denn die Gelenke werden dabei geschont (siehe Tabelle 27). Zudem sind die Verletzungsrisiken vergleichsweise gering.
- Weniger geeignet sind Sportarten, die mit Verrenkungen oder sehr schnellen Bewegungen einhergehen, wie beispielsweise Fußball, Tennis, Squash oder Ski alpin, da die Gelenke zu stark belastet werden und das Verletzungsrisiko recht hoch ist.

TABELLE 26: SO VIEL ENERGIE VERBRAUCHEN SIE, WENN SIE 30 MINUTEN DIE FOLGENDEN SPORTARTEN BETREIBEN:

Sportart	kcal
Spazierengehen	40
Radfahren	60–100
Gymnastik	120–200
Volleyball	120–280
Schwimmen	140–250
Tanzen	160–200
Joggen	200–300

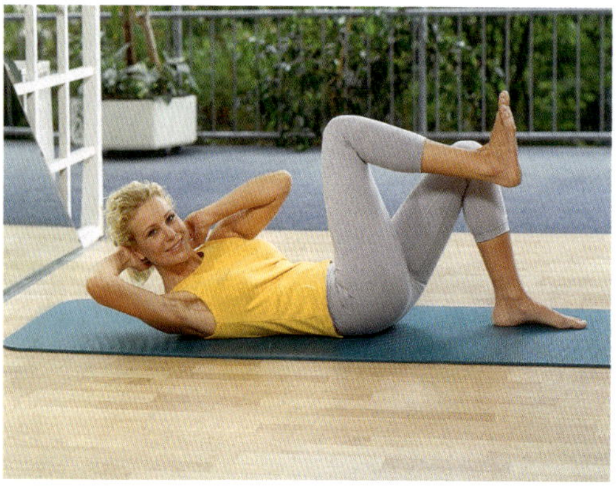

TABELLE 27: GELENKSCHONENDE UND -BELASTENDE SPORTARTEN MIT ANGABE DER AM MEISTEN BELASTETEN GELENKE

gelenkschonend	gelenkbelastend
leichtes Jogging	Basketball (Schulter, Finger, Knie)
Radfahren	Fußball (Hüfte, Knie, Sprung-, Zehengelenke)
Skilanglauf	Handball (Schulter, Knie, Hand, Sprunggelenke)
Schwimmen	Hockey (Knie, Sprunggelenke)
Wandern	Ski alpin (Knie, Hüfte)
Walking	Sprungsport (Hüfte, Knie, Sprunggelenke)
	Squash (Schulter, Ellenbogen, Hand, Knie)
	Tennis (Schulter, Ellenbogen, Hand, Knie)
	Volleyball (Finger, Hand, Knie)

Auf die richtige Durchführung kommt es an

Die Effizienz der körperlichen Aktivität hängt sowohl von der Intensität als auch von der Dauer ab. Für die Intensität des Trainings spielt die Herzfrequenz (Herzschläge pro Minute), die einen bestimmten Wert nicht überschreiten sollte, eine wesentliche Rolle. Dieser errechnet sich folgendermaßen: Ziehen Sie von der Zahl 220 zunächst Ihr Alter ab. Wenn Sie also 50 Jahre alt sind, ergibt sich die Zahl 170. Das

Sport ist nicht gleich Sport: Intensität und Dauer sind ausschlaggebend.

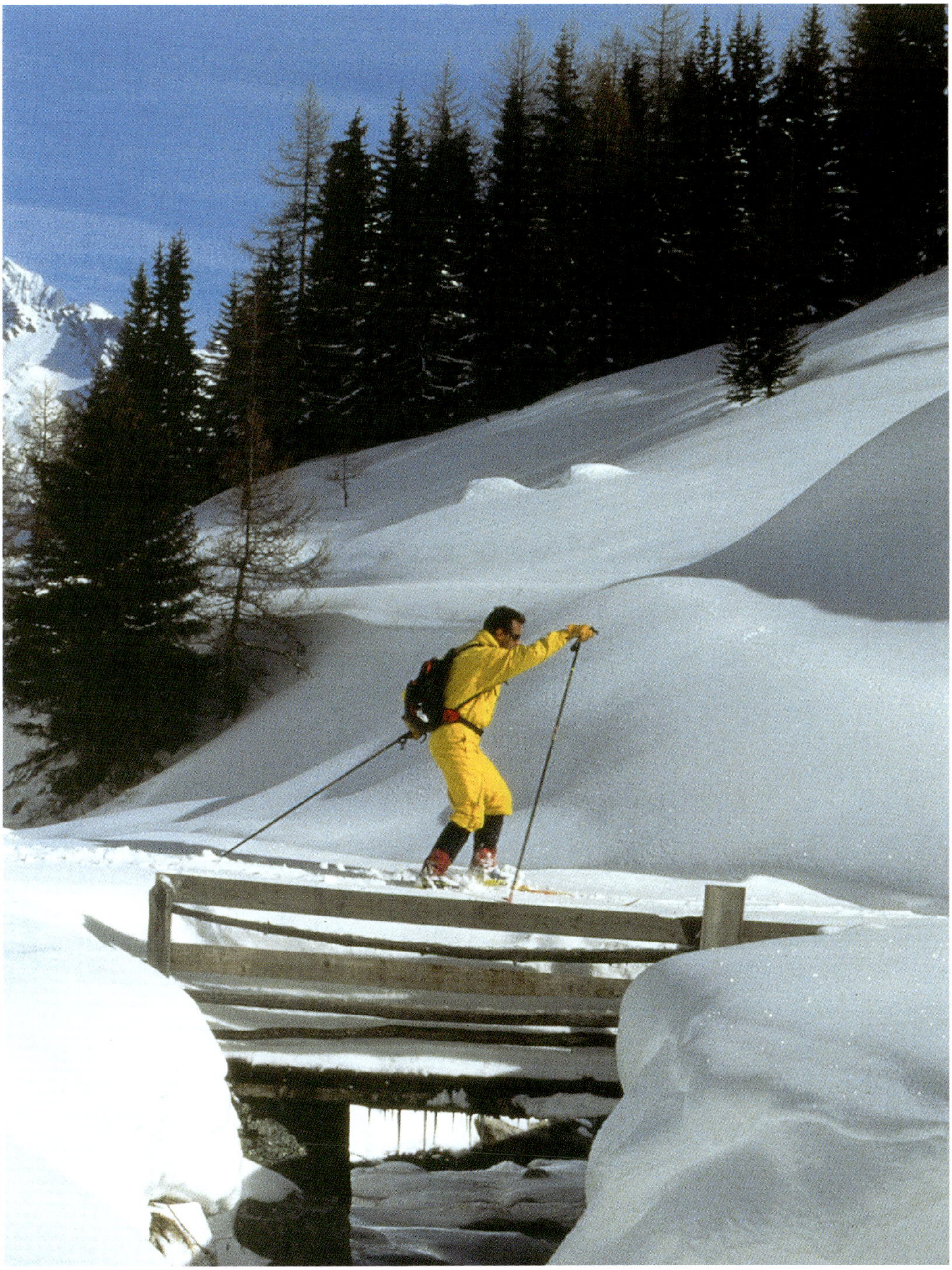

wäre Ihre maximale Pulszahl. Davon müssen Sie jetzt noch 70 Prozent berechnen, dann erhalten Sie Ihre (theoretische) optimale Trainingsherzfrequenz. In unserem Beispiel ergäbe sich folgende Rechnung: 170 x 0,7 = 119 Herzschläge pro Minute als anzustrebende Pulszahl.

Aber wer ist schon im stolzen Besitz eines Geräts zur exakten Messung der optimalen Pulsfrequenz? Außerdem kann es für den Einzelnen Abweichungen von dieser groben Regel geben. Deshalb gibt es noch andere Anhaltspunkte für den optimalen Belastungsbereich.

Fett wird nur verbrannt, wenn die Muskeln ausreichend Sauerstoff (aerober Bereich) erhalten. Dreht man den Muskeln den Saft ab, so bedienen sie sich beim leichter verfügbaren Kohlenhydratvorrat, das Fett ignorieren sie. Im Fachjargon spricht man vom anaeroben Zustand, der dazu führt, dass der Muskel Milchsäure bildet. In dieser Situation wehrt sich der Körper gegen die drohende Sauerstoffnot mit der Bildung aggressiver freier Radikale. Diese schädigen nicht nur die Muskeln und Gelenke, sondern zu allem Übel auch noch das Immunsystem. Darin mag ein Grund liegen, warum Leistungssportler häufig von Infekten geplagt werden.

Als Faustregel sollten Sie Folgendes beherzigen: Geht Ihnen beim Sport die Puste aus, sind Sie vermutlich im roten Bereich, wo der Körper Kohlenhydrate und kein Fett abbaut. Aber aufgepasst: Bis Sie merken, dass Ihnen die Luft ausgeht, kann der Körper bereits eine Viertelstunde mit dem Sauerstoffdefizit gekämpft haben – die Milchsäure, die dann gebildet wurde, muss im Verlauf des weiteren Trainings erst wieder abgebaut werden, bevor die Muskeln endlich etwas (Positives) vom Sport haben.

Was ich Ihnen rate

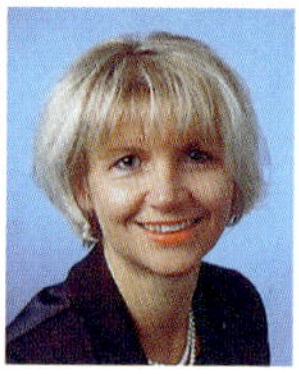

- Planen Sie drei- bis viermal pro Woche ein 30-minütiges körperliches Training ein, denn erst dann wird es wirklich effektiv.
- Legen Sie innerhalb der 30 Minuten ruhig eine Pause ein: Beispielsweise können Sie 20 Minuten joggen und 10 Minuten walken.

Vom Sinn des Heilfastens

Mit dem reinen Abnehmen hat Fasten nichts zu tun, denn Fasten (z. B. Saftfasten, Suppenfasten, Früchtefasten) bedeutet weit mehr als nur den Verlust von ein paar Kilo Körpergewicht. Fasten, d. h. die zeitlich begrenzte (nahezu) völlige Einstellung der festen Nahrung, gab es in der Vergangenheit in bestimmten Kultur- und Religionskreisen schon immer. Bereits die großen Religionsstifter erkannten, dass Fasten nicht nur den Geist und die Seele, sondern auch den Körper reinigt. Tatsächlich gelingt es durch die Aufhebung der Nahrungszufuhr den Stoffwechsel in einer Art und Weise umzustellen und Gifte auszuscheiden, wie es mit sonstigen Behandlungen und Programmen kaum möglich ist.

Der Fastende entwickelt eine Art Notprogramm und lebt von seinen Nahrungsdepots. Zunächst greift er auf die (noch vorhandenen) Zuckerreserven (Glykogen) in der Leber und den Muskeln zurück, aber dann geht es dem Speck an den Kragen: Fett wird aus den Depots mobilisiert und zur Aufrechterhaltung des Muskel-, Herz-, Leber- und Nierenstoffwechsels verbrannt. Eiweiß wird in Zucker umgewandelt, um das Gehirn mit der nötigen Energie zu versorgen.

Im Zuge der Askese lösen sich aber auch Ablagerungen und Schlacken, die über die Entgiftungs- (Leber) und Ausscheidungsorgane (Niere, Darm) abgebaut und aus dem Körper entsorgt werden. Eine ganz wesentliche Wirkung des Fastens beruht auf der Entsäuerung des Körpers. Der Körper besteht normalerweise zu 30 Prozent aus sauren und zu 70 Prozent aus basischen Säften. Eine Störung des Säure-Basen-Gleichgewichts, wie es durch die moderne Ernährung (siehe Tabelle 28) begünstigt wird, wirkt krankheitsfördernd. In der üblichen Kost der Durchschnittsbürger machen säurebildende Lebensmittel bis zu 90 Prozent des täglichen Speiseplans aus.

Ist der Säure-Basen-Haushalt durch den Säureüberschuss aus den Fugen geraten, kann das weitreichende Folgen für den gesamten Stoffwechsel haben, die zunächst vom Betroffenen nicht wahrgenommen werden. Aber die Beschaffenheit der Zellbausteine (z. B. Eiweiß) und die Wirksamkeit von Enzymen und Hormonen hängt ganz entscheidend von diesem Gleichgewicht ab. Auch die Struktur des Bindegewebes wird durch die Übersäuerung negativ beeinflusst. Häufig fühlen sich übersäuerte Menschen schlapp, müde und antriebslos. Zu den Befindlichkeitsstörungen und Krankheiten, die man mit dem Säureüberschuss in Verbindung bringt, zählen Allergien, Kopfschmerzen und Migräne, Darmprobleme wie Verstopfungen oder Blähungen, Neurodermitis, Rheuma und auch die

Weg mit dem Müll! Ihre Gelenke werden es Ihnen danken.

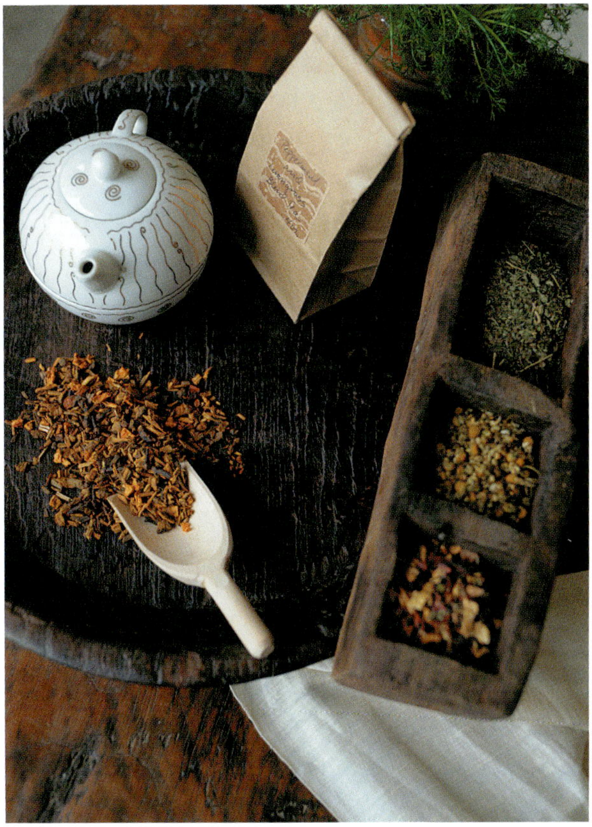

Arthrose. Gerade bei entzündlichen Gelenkerkrankungen kann der Körper vom Heilfasten profitieren: Schmerzen und Entzündungen bessern sich häufig.

Fasten bewirkt eine Regulierung des Säure-Basen-Gleichgewichts, aktiviert die Selbstheilungskräfte, wirkt revitalisierend und steigert das Wohlbefinden. Bei vielen chronischen Beschwerden haben sich ein- bis zweiwöchige Fastenkuren, die mehrmals im Jahr durchgeführt werden können, gut bewährt.

Wer stark, gesund und jung bleiben will, sei mäßig, übe den Körper, atme reine Luft und heile sein Weh eher durch Fasten als durch Medikamente!
Hippokrates

Fasten kann auch der Einstieg in eine gesündere, vollwertige Ernährung sein. In diesem Sinn sollten die unten in der Tabelle aufgeführten Säurebildner nicht grundlegend alle vom Tisch verschwinden – denken Sie nur an das notwendige Eiweiß, welches wir beispielsweise in Form von Magermilchprodukten aufnehmen können. Aber die Nahrung sollte auch hinsichtlich des Säure-Basen-Haushalts ausgewogen sein, d. h. Basenbildner wie Gemüse und Obst müssen vermehrt in den Speiseplan eingebaut werden, womit wir wieder bei den bereits mehrfach empfohlenen Richtlinien angelangt wären.

Nicht von ungefähr bezeichnet man eine Fastenkur als Kosmetik von innen. Wer gefastet hat, fühlt sich leicht, regeneriert und voller Power. Häufig bessert sich auch das Hautbild, die Haut wird straff und zart. Gründe genug, es einmal zu versuchen.

Tabelle 28: Säuren- bzw. Basenbildende und neutrale Lebensmittel

Säurebildner:	Fleisch, Wurst
	Eier, Quark, Käse
	Limonaden, Kaffee, schwarzer Tee
	raffinierte Fette (Margarine, Öle)
	Zucker, Süßigkeiten
Basenbildner:	Gemüse (frisch, milchsauer, vergoren)
	Kartoffeln
	Obst
	Säfte (frisch gepresst)
	Suppen (Gemüse)
Neutral:	Butter, Sahne
	Getreide (z. B. Dinkel, Reis)
	kaltgepresste Öle
	Kräutertee

Was ich Ihnen rate

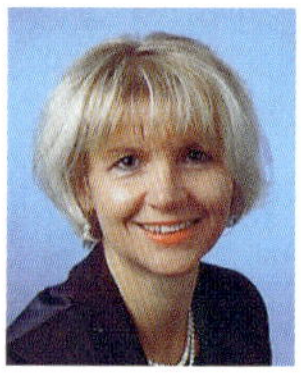

- Viel Trinken (drei Liter) ist oberstes Gebot beim Fasten. Flüssigkeit (Wasser, Kräutertee) unterstützt die Nierentätigkeit und hilft, übermäßige Belastungen der Ausscheidungsorgane zu vermeiden.
- Fastenkuren sollten Sie generell nur unter ärztlicher Beobachtung und Beratung durchführen, denn nicht jedem ist grundsätzlich Fasten anzuraten. Außerdem kann es während der Fastenzeit zu Beschwerden kommen, die sich u. a. in Herzklopfen, Kopfschmerzen und Schwindel äußern. Auch kann bei Gichtkranken durch das Lösen von Säureprodukten ein Gichtanfall hervorgerufen werden. Hier ist auf jeden Fall der ärztliche Rat gefragt.

Bewahren Sie sich eine positive Einstellung

Krankheiten stellen für die Betroffenen eine Belastung dar. Häufig werden die Menschen von einer – durch den Therapeuten gestellten – Diagnose überrascht und sind wie vor den Kopf gestoßen. Auch die Arthrose muss sich nicht gleich mit Schmerzen oder Schwellungen äußern – trotzdem kann der Gelenkverschleiß bereits vorangeschritten sein. Das Krankheitsbewusstsein stellt sich gelegentlich erst mit den Schmerzen und einem entsprechenden Leidensdruck ein. Auch die damit verbundene Unbeweglichkeit kann den betroffenen Personen zusetzen. Plötzlich ist man auf (fremde) Hilfe angewiesen, kann sich nicht mehr selbst den Schuh binden oder die Kartoffeln nicht mehr schälen. Auf die immer schon praktizierte geliebte Sportart muss man eventuell verzichten und fühlt sich zum alten Eisen gehörend. Damit sinken nicht nur das allgemeine Wohlbefinden und der Lebensmut, sondern die Lebensqualität insgesamt.

Es gibt keinen Grund zur Resignation, schließlich sind Sie nicht von einem hoffnungslosen Schicksal betroffen, welchem Sie wehrlos ausgeliefert sind. Es gibt schließlich eine Reihe von Ansatzmöglichkeiten im Kampf gegen den Gelenkverschleiß – darunter die Behandlung mit nebenwirkungsarmen bzw. -freien Naturstoffen. Physiotherapie und Bewegung sind ebenfalls wesentliche Pfeiler jeder Therapie bei Gelenkbeschwerden. Auch die richtige Ernährung spielt eine Rolle. Erst am Ende aller Möglichkeiten steht der künstliche Gelenkersatz – und dieser bedeutet für viele Menschen neue Lebensqualität.

Lassen Sie sich also nicht einreden, dass eine Verbesserung der Situation nicht möglich sei und Sie mit all den Beschwerden leben müssen. Ein ganzheitlich orientierter Therapeut wird all diese Faktoren mit ins Spiel bringen und Sie diesbezüglich informieren und beraten. Außerdem wird er Sie und Ihre Beschwerden ernst nehmen und seine Meinung nicht nur am Röntgenbild festmachen. Sollten Sie das Gefühl haben, bei dem Arzt Ihrer Wahl nicht gut beraten zu sein, informieren Sie sich umfassend (z. B. über Selbsthilfegruppen) und suchen Sie gezielt einen anderen Arzt auf.

Nehmen Sie Ihre Krankheit an, aber verlieren Sie nicht den Mut.

Was ich Ihnen rate

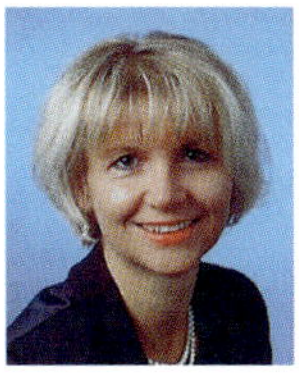

Sollten Sie an einen Therapeuten geraten, der Ihnen sagt: „Da kann man nichts machen", sollten Sie sich überlegen, ob Sie die richtige Arztwahl getroffen haben.

Informieren Sie sich selbst so umfassend wie möglich, dann können Sie besser in den Dialog mit Ihrem Therapeuten treten und gezielt Fragen stellen.

Die 10 Gebote für eine gelenkfreundliche Lebensweise

Lange bevor sich der Gelenkverschleiß in Form von Schmerzen und Bewegungseinschränkungen bemerkbar macht, können wir schon viel für unsere Gelenke tun und damit den Abnutzungserscheinungen entgegenwirken. Wer möchte nicht beweglich bleiben bis ins hohe Alter, den Garten bestellen, mit den Enkelkindern spielen, Sport treiben und das Leben aktiv bewältigen? Wenn Sie das wollen, müssen Sie spätestens ab dem jetzigen Zeitpunkt etwas unternehmen! Entwickeln Sie Eigeninitiative, warten Sie nicht auf Wunder von außen. Das folgende Zehn-Punkte-Programm soll Ihnen hierbei als Anregung dienen.

Warten Sie nicht länger auf ein Wunder von außen, nehmen Sie Ihr Leben in die Hand und werden Sie selbst aktiv!

1. Bewegen Sie sich! Das ist das oberste Gebot, da nur auf diese Art und Weise dem Gelenkknorpel die notwendigen Nähr- und Baustoffe zugeführt werden können.

2. Versuchen Sie es mit gelenkverträglichen Sportarten wie Radfahren oder Schwimmen. Meiden Sie gelenkbelastende Sportarten.

3. Vermeiden Sie Verletzungen, da hierdurch die sekundäre Arthrose provoziert werden kann. Das setzt beispielsweise auch Aufwärmphasen und langsam steigernde Trainingsprogramme im Sport voraus.

4. Sollten Sie sich trotz aller Vorsichtsmaßnahmen verletzt haben, so achten Sie unbedingt auf eine vollständige Ausheilung und Erholungsphase.

5. Sorgen Sie für eine vitalstoffreiche Kost mit einem hohen Anteil an Obst und Gemüse bzw. Salaten, die reich an Radikalefängern sind, welche die gelenkschädigenden freien Radikale abfangen.

6. Achten Sie auf Ihr Normalgewicht bzw. streben Sie bei Übergewicht eine Gewichtsreduktion (aber nicht mit Crash-Diäten) an. Häufig bessert sich allein durch den Gewichtsverlust die Gesamtproblematik bei übergewichtigen Arthrose-Patienten.

7. Ziehen Sie die kombinierte Einnahme von Knorpelstoffen wie Glucosamin oder Chondroitinsulfat in Betracht. Denken Sie daran: Ab dem 35. Lebensjahr hat bereits jeder Zweite Abnutzungserscheinungen der Gelenke.

8. Sollte der Gelenkverschleiß bei Ihnen bereits weiter fortgeschritten sein, konsultieren Sie spätestens jetzt einen Facharzt.

9. Wenn Sie entzündete Gelenke und Schmerzen haben, versuchen Sie es mit natürlichen Entzündungs- und Schmerzhemmern (z. B. indischer Weihrauchextrakt und Methylsulfonylmethan MSM). Setzen Sie allerdings nie eigenmächtig die Ihnen verordneten Medikamente ab, sondern sprechen Sie zuerst mit Ihrem Therapeuten.

10. Und zu guter Letzt: Bewahren Sie sich eine positive Einstellung und verlieren Sie nicht den Mut. Bringen Sie Geduld für Ihre Erkrankung auf und setzen Sie sich neue Ziele.

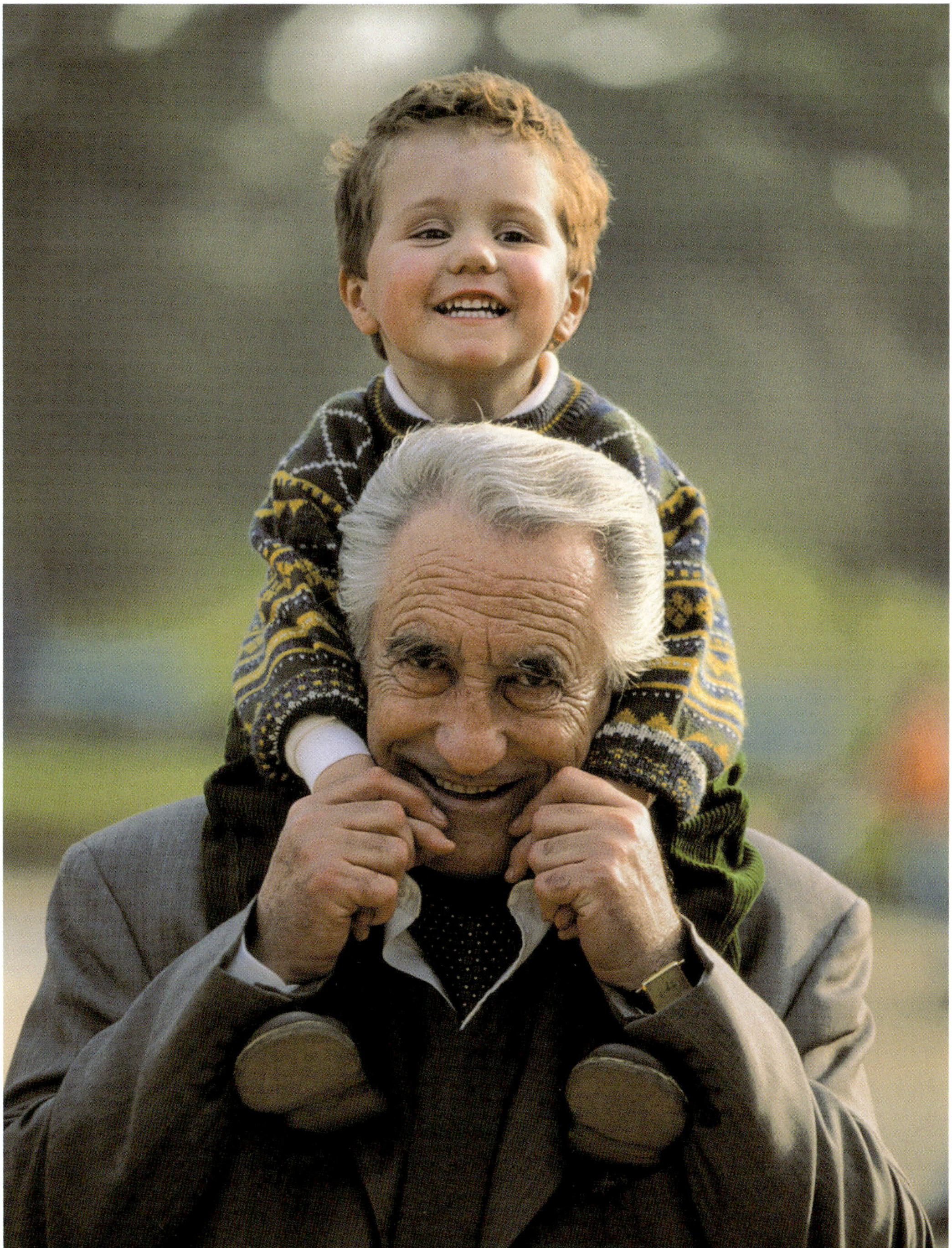

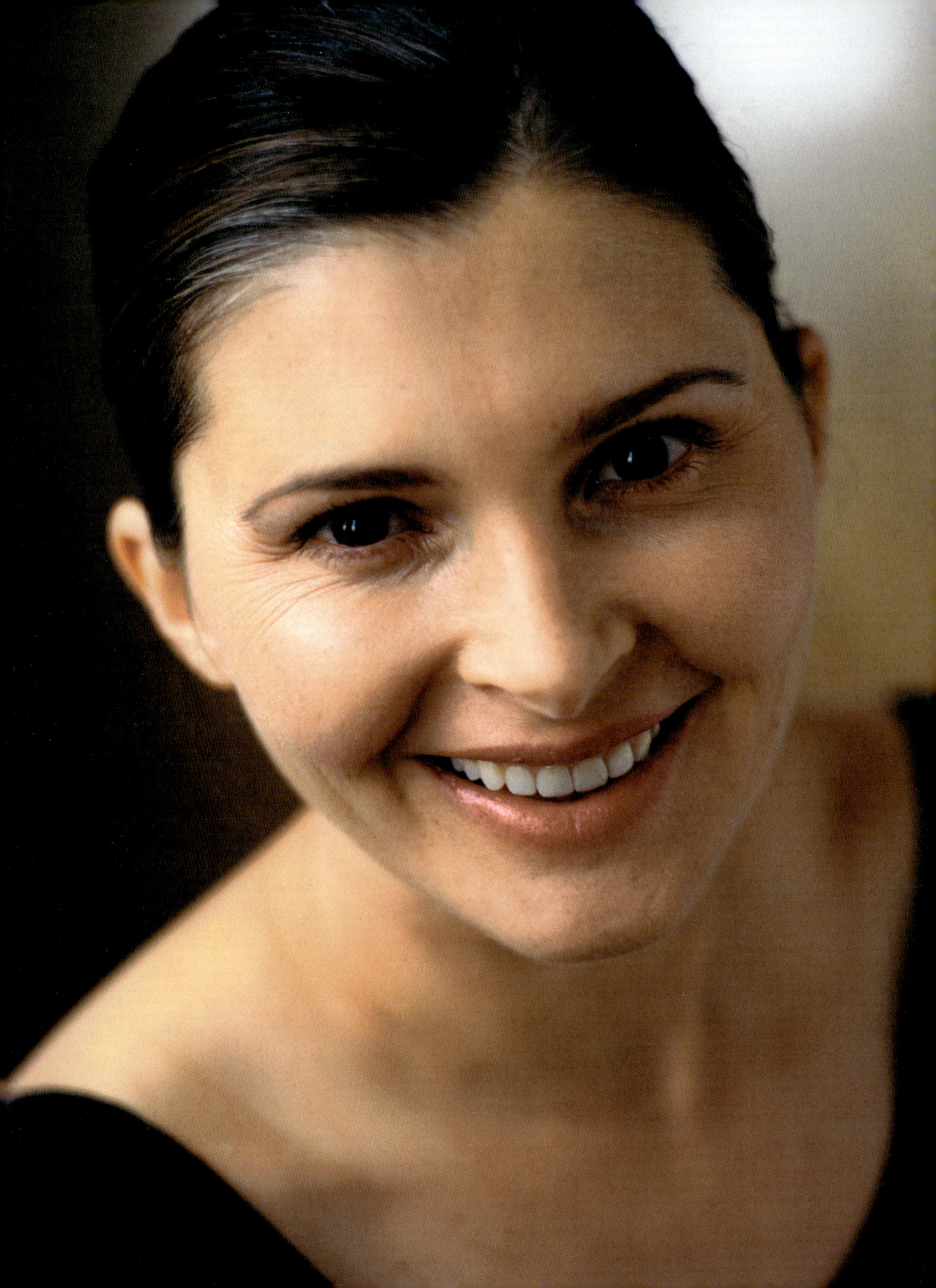

Erfahrungsberichte
von Betroffenen

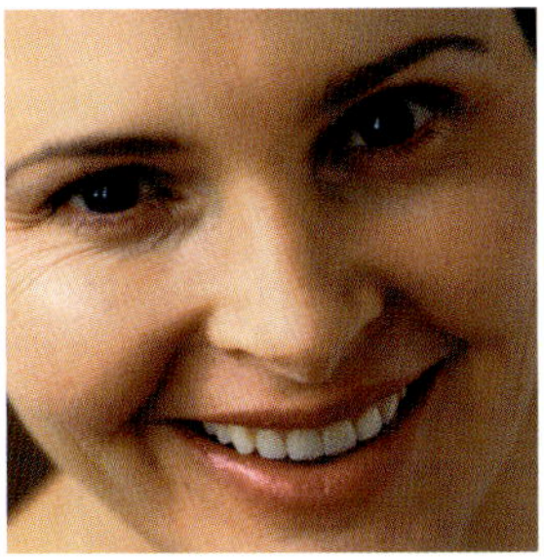

Sportleidenschaft

Mein Name ist Joan Schneider, ich bin 34 Jahre alt und Sport ist meine Leidenschaft. Durch die Einnahme eines Kombinationspräparats mit den Biostoffen Glucosamin, Chondroitinsulfat, Boswellia serrata und MSM hat sich mein Leben positiv verändert, und ich fühle mich gesünder und vitaler denn je.

Natürliche körperliche Verschleißerscheinungen sowie kleinere Sportverletzungen hatten mein Wohlbefinden zunehmend vermindert. Die Beschwerden im Rücken- und Kniebereich waren immer massiver geworden. Arztbesuche wie auch unterschiedliche Therapien blieben erfolglos. Immer häufiger halfen mir nur noch starke Schmerzmittel.

Seit nunmehr zwölf Monaten nehme ich ein wie oben beschriebenes Kombinationspräparat ein. Zum ersten Mal seit Jahren bin ich schmerzfrei. Meine Lebensqualität hat sich entscheidend verbessert.

Empfohlen wurden mir die Biostoffe über das Deutsche Forum für Gesundheit in Düsseldorf.

Joan Schneider, Köln

Knie- und Fingergelenkarthrose

„Das ist ein Arthröschen", sagte mein Orthopäde, dem ich neben dem schmerzenden Knie auch meinen schmerzenden kleinen Finger der rechten Hand gezeigt hatte. Beim Knie helfe eine Operation und folgende Schonung (kein Joggen, kein Skilaufen). Für das Gelenk des kleinen Fingers gäbe es keine Heilung. Wenn die Schmerzen schlimmer würden, könne er mit Medikamenten helfen, was ich aber nicht wollte. Ich ging lieber mit Kühlung gegen gelegentliche Schmerzschübe vor.

Zwei oder drei Jahre später bereitete mir dann auch das obere Gelenk des kleinen Fingers der linken Hand Schmerzen, aber so heftig, dass ich diesmal einen Handchirurgen konsultierte. Gleichfalls Arthrose und dazu eine Zyste, die operiert werden musste. Auch diese Operation verlief gut, aber die Arthrose würde sich unaufhaltsam auf alle Fingergelenke ausdehnen, wie deutliche Ablagerungen im Röntgenbild zeigten. Was man tun könne, fragte ich den Arzt. „Nichts", so die Antwort des Mediziners.

Vor neun Monaten las ich dann über Glucosamin und Chondroitinsulfat. Seit dieser Zeit nehme ich regelmäßig täglich drei Kapseln eines Kombinationspräparats aus den beiden genannten Knorpelstoffen und Boswellia und MSM ein. Ich bin nun schmerzfrei und hoffe, dass keine weiteren Schübe kommen. Noch hatte ich nicht den Mut, das Joggen mal wieder zu probieren. Schließlich will man das Schicksal ja nicht herausfordern.

Manfred Esser, Düsseldorf

Meniskusprobleme

Nachdem ich viele Jahre intensiv Sport (u. a. Joggen und Gewichtheben) betrieben hatte, zeigten die Menisken meines rechten Knies deutliche Abnutzungserscheinungen. Zweieinhalb Jahre zuvor hatte ich bereits einen operativen Eingriff zur Säuberung und Glättung der aufgerauten Knorpelteile hinter mich gebracht. Meine ganze Hoffnung richtete ich nun erneut auf eine Operation, die es mir ermöglichen sollte, meinen aktiven Lebensstil beizubehalten. Sechs Monate nach diesem Eingriff war ich jedoch noch immer nicht in der Lage, wieder zu joggen, da das Knie noch immer schmerzte.

Zu diesem Zeitpunkt begann ich mit der Einnahme der Kombination aus Glucosamin, Chondroitinsulfat, MSM und Boswellia serrata. Ich nahm morgens und abends jeweils drei Kapseln. Nach der dritten bis vierten Woche beobachtete ich, dass die Schmerzen langsam nachließen. Sechs Wochen nach Beginn der Einnahme begann ich wieder zu laufen. Gleichzeitig stellte ich fest, dass die abnutzungsbedingten geringfügigen Schmerzen im Ellenbogen und meiner rechten Schulter verschwanden.

Eine andere, erstaunliche Beobachtung, die ich gemacht habe, ist die, dass das Asthma, welches bei meinen sportlichen Aktivitäten gehäuft auftrat, sich drastisch verbessert hat. Wie ich gelesen habe, ist der in dem Kombinationspräparat enthaltene Biostoff MSM eine schwefelhaltige Verbindung, die für die Besserung des Asthmas verantwortlich ist.

Gustav Swensson, Helsingborg, Schweden

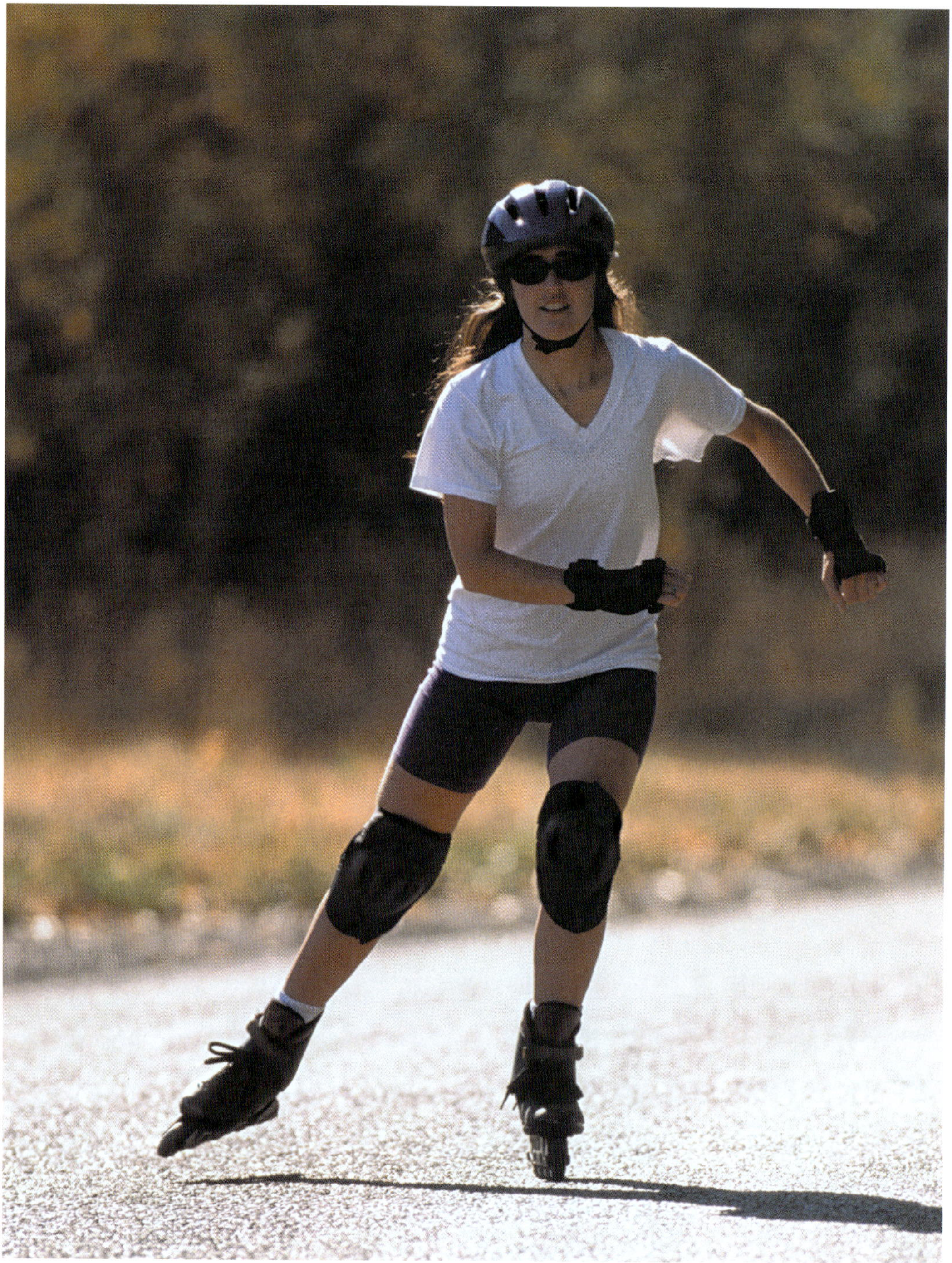

Knie- und Hüftbeschwerden

Es freut mich sehr, berichten zu können, dass nach einer zweimonatigen Einnahme eines Kombinationspräparats mit den Biostoffen Glucosamin, Chondroitinsulfat, Boswellia serrata und MSM die zuvor starken Beschwerden in meiner linken Hüfte und dem linken Knie nicht mehr existieren.

Ich habe von meinen durchweg jungen Kollegen im Institut hier zu Weihnachten ein Paar Inlineskates samt Schutzkleidung bekommen, da bekannt ist, dass ich immer noch nach abwechslungsreichen Formen des Ausdauertrainings suche. Ich sah meine Hoffnungen auf die Fortsetzung meiner geliebten Radtouren schon schwinden, nachdem mehrere Orthopäden recht untätig und ratlos reagierten. Man sagte mir, im Moment könne man auf den Röntgenaufnahmen noch nichts erkennen ... So lange, bis man „etwas sieht", wollte ich aber nicht warten. Ich begann mit der Einnahme der oben genannten Biostoffe.

Nach einigen Wochen hatten die Unbequemlichkeiten beim Schlafen in der Seitenlage (auf der Hüfte selbst tat es weh, und auf der Gegenseite musste ich ein Bein mit Kissen abpolstern) ein Ende und ich konnte ausgeschlafen zur Arbeit gehen.

Ich freue mich, mit meiner Aussage anderen Zweiflern meine Erfahrungen mitteilen zu können.

Charlotte Münch, Mainz

Halswirbelschmerzen

Ich schreibe Ihnen heute, um Sie über meine Erfahrung mit den Substanzen Glucosamin – und Chondroitinsulfat, MSM und Boswellia serrata (indischer Weihrauch) zu informieren.
Meine Beschwerden: Seit Jahren habe ich chronische Halswirbelschmerzen (Arthrose). Kein Arzt konnte mir mit Medikamenten oder sonstigen Behandlungsmethoden helfen.
Von einer Operation wurde mir wegen den Risiken abgeraten und über lange Zeit konnte ich mein Leiden nur mit Schmerzmitteln ertragen. Ein Artikel im Internet von Dr. RER.NAT. Michaela Döll machte mich auf die Wirkstoffe Glucosamin und Chondroitinsulfat aufmerksam.
Da leider in Deutschland bis jetzt die Kombination nicht erhältlich ist, besorgte ich mir die Wirkstoffkombination in Holland. Am Anfang war ich sehr skeptisch, was für einen Erfolg ich damit hätte, ich bin heute davon überzeugt, mir hat es geholfen und ich bin schmerzfrei.

L. Walther, Griesheim

Literatur

Arthrose

Gärtner, Dieter: *Die Knochen-Fibel*, München 2000

Hoffbauer, Gabi: *Arthrose wirksam behandeln*, München 2000

Theodosakis, Jason u. a.: *Die Arthrose-Kur*, München 2000

Thomann, Klaus-Dieter: *Wirksame Hilfe bei Arthrose*, Stuttgart 1998

Wessinghage, Dieter und Leeb, Isolde: *Arthrose – was tun bei Gelenkverschleiß?* Baierbrunn 2000

Fitness, Ernährung und Sport

Adam, Olaf: *Omega-3: Fitness durch Fische und Öle. So hilft die Natur*, Weil der Stadt 2000

Buchinger, Otto: *Das Heilfasten. Und seine Hilfsmethoden als biologischer Weg*, Stuttgart 1999

Döll, Michaela: *Sport – ein zusätzlicher Risikofaktor für Gesundheitsschäden durch freie Radikale?* In: Deutsche Zeitschrift für Sportmedizin, 45, 10, 1994

Döll, Michaela: *Ballaststoffe und Antioxidantien*, in: Erfahrungsheilkunde, 49, 8, 2000

Reglin, Felicitas: *Bausteine des Lebens – Aminosäuren als Nährstoffe und Heilmittel*, Köln 1999

Hilfreiche Adressen

Deutsche Arthrose-Hilfe e. V.
Postfach 11 05 51
60040 Frankfurt
Tel.: 0 68 31 / 94 66 77
www.arthrose.de

Deutsche Rheuma-Liga e. V.
Maximilianstraße 14
53111 Bonn
Tel.: 02 28 / 76 60 60
www.rheuma-liga.de

Deutscher Verband für Physiotherapie
Postfach 21 02 80
50528 Köln
Tel.: 02 21 / 9 81 02 70

Deutsche Gesellschaft für Ernährung (DGE)
Godesberger Allee 18
53175 Bonn
Tel.: 02 28 / 3 77 66 00
www.dge.de

Österreichische Rheuma-Liga
Ketzergasse 200
A-1235 Wien
Tel.: 01 / 8 69 19 44
www.rheumaliga.at

Schweizerische Rheuma-Liga
Renggerstraße 71
CH-8038 Zürich
Tel.: 01 / 4 82 56 00
www.rheumaliga.ch

E-Mail-Adresse der Autorin:
Dr.Doell@t-online.de

Hinweise zu den genannten Wirkstoffen bzw. Verfahren

Kombinationspräparate aus Knorpelstoffen und natürlichen entzündungs- und schmerzstillenden Stoffen (z. B: MSM und Boswellia serrata) sind, für den persönlichen Bedarf, nur über das Ausland wie beispielsweise Holland, Schweiz oder USA beziehbar. In Deutschland sind aufgrund der derzeit gültigen Rechtslage die Bewerbung und der Vertrieb solcher Produkte noch untersagt. Es ist daher nicht gestattet, an dieser Stelle Produktnamen zu erwähnen oder gar zu empfehlen.

Weitere Informationen zu den genannten Wirksubstanzen erhalten Sie unter folgenden Adressen:

„EuroGelenk Power"
L. J. Costerstraat 25–27
5916 PR Venlo
Niederlande
Tel.: 00 31 / (0)77 / 3 52 85 08
0 08 00 / 87 56 43 12 (kostenlos)
Fax: 00 31 / (0)77 / 3 52 86 57
www.gelenkpower.com
www.gelenkpower.de

PST Pulsierende Signal Therapie GmbH
Gotthardstraße 44
80689 München
Patienteninfotelefon: 0 18 0 / 530 15 15
E-Mail: info@pstdeutschland.de

Deutsche Akademie für Präventivmedizin und Antiaging e. V.
Postfach 2050
41307 Nettetal
Tel.: 0 21 53 / 95 81 27

Register

Fotos:
AKG: 72; **Bilderberg:** 62 (Popperfoto), 70 (C. Boisvieux); **Bionorica AG:** 72; **Michaela Döll:** 8; **FALKEN Archiv:** 5, 79, 83 (D. Fuchs), 45, 89, 108 (H. Ehrhardt), 81, 95, 106 (TLC), 85 (T. Pingel u. M. Richter), 103 (K. Schnell); **FOCUS:** 6, 61 (SPL/W. Lingwood), 18 (P. Tournaire/Agence Vandystadt), 36 (SPL/Tek Image), 55 (SPL/A. Hart-Davis), 109 (D. Givois/Agence Vandystadt); **jump:** 2 (L. Lenz), 7, 25, 52 (M. Sandkühler); **Okapia:** 24 (K. Rose), 28 (Prince/PR ScienceSc.), 47 (V. Steger/P. Arnold Inc.), 76–77 (H. Reinhard); **Photodisc:** 13, 14, 26, 31, 38, 41, 50, 64, 67, 84, 92, 97, 99, 101, 105, 111, 115, 116, 120; **plus 49/VISUM:** 22 (G. Beer), 33 (T. Pflaum); **PST München**: 90; **Stone:** 10; **Zefa**/Benelux: 16

Illustrationen:
Wladimir Szczesny und Sylvia Kursawe, München

Besuchen Sie uns im Internet
www.herbig-verlag.de

Sonderproduktion 4. Auflage 2007

© 2003 by F. A. Herbig Verlagsbuchhandlung GmbH, München
Alle Rechte vorbehalten
Umschlaggestaltung: Wolfgang Heinzel unter Verwendung von Abbildungen von Okapia (H. Reinhard) und FALKEN Archiv (TLC)
Herstellung: VerlagsService Dr. Helmut Neuberger
& Karl Schaumann GmbH, Heimstetten
Layout: Horst Bachmann, Idstein
Satz: Peter Beckhaus, Mainz
Textredaktion: Regine Weisbrod, Mainz
Bildredaktion: Sonja Bechly
Druck und Binden: Těšínská Tiskárna, Český Těšín
Printed in the Czech Republic
ISBN 3-7766-5001-X
ab 1.1.2007: ISBN 978-3-7766-5001-3

Verjüngen Sie Ihr Herz, stärken Sie Ihr Immunsystem, schützen Sie sich vor chronischen Erkrankungen, maximieren Sie Ihre Gehirnleistung und vergrößern Sie Ihre körperliche Fitness – dieses Buch zeigt Ihnen, wie Sie dank der einzigartigen Wirkung von Antioxidantien gesund leben und auch im Alter vital bleiben.

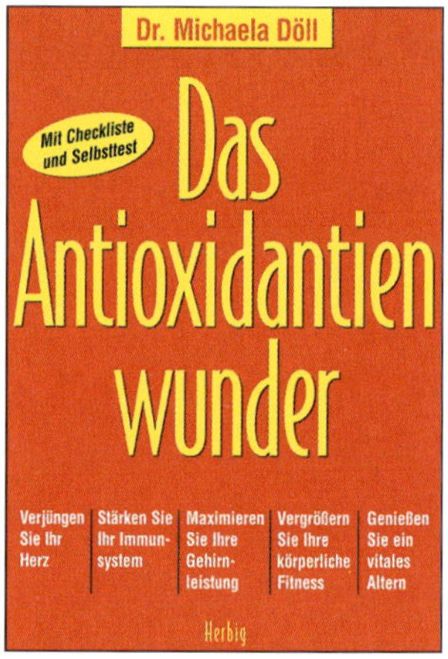

272 Seiten
ISBN 3-7766-2354-3

Wussten Sie, dass Jod krebserregend ist und Depressionen, Nervosität, Schlaflosigkeit und Impotenz auslösen kann? Dagmar Braunschweig-Paulis umfassender Ratgeber informiert über mögliche Gefahren und Jodschäden und zeigt anhand zahlreiche Fallbeispiele einen Ausweg aus der »Jodfalle«.

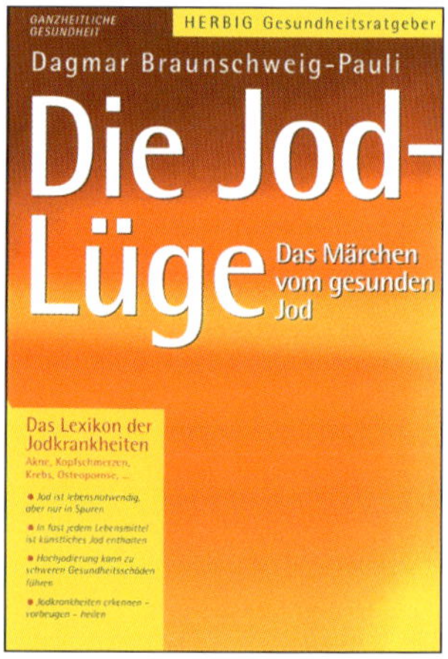

256 Seiten
ISBN 3-7766-2323-3

Herbig
www.herbig-verlag.de